ACTA NEUROCHIRURGICA / SUPPLEMENTUM I

DIE DIFFERENTIALDIAGNOSE DER GEHIRNGESCHWÜLSTE DURCH DIE ARTERIOGRAPHIE

VON

Doz. Dr. MARIO MILLETTI

LEITER DES »C. CAVINA« NEUROCHIRURGISCHEN INSTITUTES
BOLOGNA

MIT 64 RÖNTGENARTERIOGRAMMEN AUF TAFELN
UND 3 TEXTABBILDUNGEN

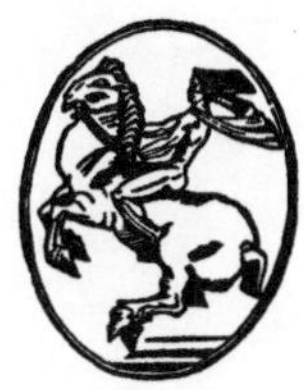

WIEN / SPRINGER-VERLAG / 1950

ISBN-13: 978-3-211-80157-4   e-ISBN-13: 978-3-7091-7752-5
DOI: 10.1007/978-3-7091-7752-5

Vorwort.

Die Gehirnarteriographie hat in den letzten Jahren eine umfangreiche Verbreitung gefunden. Die Einführung der perkutanen Technik und die Möglichkeit, sich anderer Kontrastmittel als des Thorotrasts zu bedienen, hat diese Forschungstechnik einer viel größeren Anzahl von Forschern zur Verfügung gestellt.

Eines der wichtigsten Probleme, das die Arteriographie auf dem Gebiete der Gehirntumorendiagnose zu lösen berufen ist, besteht darin, Angaben über die Art des Tumors zu geben.

Diese Monographie verfolgt den Zweck, einige Probleme auf diesem Gebiete zur Lösung zu bringen.

Das Untersuchungsmaterial umfaßt 203 Fälle von Gehirntumoren, die arteriographisch untersucht und histologisch kontrolliert worden waren. Diese Fälle sind dem angiographischen Archiv der Neurochirurgischen Klinik der Universität in Berlin entnommen.

Herrn Prof. T ö n n i s, der mir dieses Material in so freundlicher Weise zur Verfügung gestellt hat, möchte ich an dieser Stelle meinen allerverbindlichsten Dank aussprechen.

B o l o g n a, Oktober 1950.

M. Milletti.

Inhaltsverzeichnis.

Erster Teil

Einleitung.

Es ist bekannt, daß die Tumoren des Zentralnervensystems, und insbesondere die Gehirntumoren, vergleicht man sie mit den in anderen Teilen des Organismus vorkommenden Tumoren, ein durchaus eigenes Verhalten erkennen lassen. Kranke mit Gehirntumoren liefern dem Chirurgen nur einen geringen Teil der klinischen Symptome, die ihn die Natur des Tumors, seine Gutartigkeit oder Bösartigkeit feststellen ließen. Dieser diagnostische Mangel muß sich in seiner ganzen Schwere auf die klinische Prognose und auf das auswirken, was der Operationsplan sein könnte.

Es war logisch, daß der Neurochirurg nach einem Mittel suchte, diese Lücke zu decken. Die Ventrikulographie war nicht imstande, hier mehr als eine nur beschränkte Unterstützung zu bieten. Aber die Gehirnangiographie, von der man sich im ersten Augenblick nur die Möglichkeit einer Diagnose auf Lokalisierung versprochen hatte, erwies bald ihre Eignung, Daten zu liefern, die über die Feststellung des Tumorsitzes hinaus für eine Diagnose auf dessen Natur nützlich sein konnten.

Diese von M o n i z erkannte Möglichkeit wurde in den folgenden Jahren von M o n i z selbst, von seinem Schüler A l m e i d a L i m a und von T ö n n i s und seiner Schule Schritt für Schritt studiert. Die Schlußfolgerungen, zu denen die Neurochirurgen gelangt sind, stimmen heute ziemlich miteinander überein und gestatten die Möglichkeit einer Diagnose auf die Natur des Tumors im weiteren Sinn, nämlich ob es sich um einen gutartigen oder um einen bösartigen Tumor handelt. Aber hinsichtlich der Details, auf die eine solche Diagnose zu stützen ist, und vor allem hinsichtlich der Möglichkeit, zu einer genaueren Diagnose vorzudringen, indem man die verschiedenen, sei es gut- oder bösartigen, Tumorformen radiographisch abscheidet, darüber geht die Meinung der Neurochirurgen auseinander.

Ziel der Arbeit.

Ziel dieser Arbeit ist es, das in den Jahren 1937 bis 1942 an der Neurochirurgischen Universitätsklinik zu Berlin gesammelte reiche Material unter dem Gesichtspunkt dieser Möglichkeit zu analysieren. Vor allem soll versucht werden, aus der minutiösen Prüfung der studierten Fälle, die in Tabellen einzeln beschrieben sind, jene radiographischen Zeichen herauszuarbeiten, die sich mit größerer Häufigkeit darstellen und daher eine größere Bedeutung in der Differentialdiagnose annehmen.

Die Möglichkeit, die Diagnose auf Bösartigkeit oder Gutartigkeit einer Neubildung mit einer gewissen Sicherheit stellen zu können, ist von größter

Bedeutung. Es gibt noch heute viele Chirurgen, die, beispielsweise, angesichts eines multiformen Glioblastoms von einem Eingriff absehen, während andere den Operationsplan abändern, indem sie erst die Ligatur der Carotis communis und interna vornehmen (T ö n n i s).

Über die Feststellung der Charakteristika von Gutartigkeit oder Bösartigkeit eines Tumors hinaus ist es Absicht dieser Arbeit, zu untersuchen, ob es noch andere arteriographische Symptome gibt, durch die man zu einer genaueren und detaillierteren Diagnose über die Natur eines Tumors gelangen kann; im besonderen wurde die Möglichkeit geprüft, ob sich die arteriographische Diagnose auf folgende Formen von Gehirntumoren systematisieren lasse: multiformes Glioblastom, Meningeom, Astrocytom, Oligodendrogliom, Sarkom, Cholesteatom, Fernmetastasen im Gehirn.

Allgemeine Bibliographie.

M o n i z veröffentlichte schon 1927 in der „Revue neurologique" einen ersten Fall, in dem die Diagnose auf Sitz des Tumors auf Grund der charakteristischen Eigengefäße gestellt wurde. Er stellt die Hypothese auf, es handle sich um ein Psammom (Angiosarkom). Trotzdem fehlt, da der Kranke nicht gestorben ist, die anatomische Bestätigung der radiologischen Diagnose.

Dieser ersten radiologischen Beobachtung von Meningeomen folgten seitens M o n i z Beschreibungen anderer Tumore, deren Diagnose ihre Natur betreffend auf Grund des Vorhandenseins eines eigenen Gefäßnetzes aufgestellt worden war. Diese Möglichkeit, auf die Natur von Gehirntumoren zu diagnostizieren, wird von M o n i z in der ersten Ausgabe seines Werkes wieder erwähnt, das im Jahre 1931 erschienen ist; er bekräftigt sie noch weitgehender in der zweiten Auflage, veröffentlicht im Jahre 1934. In seinen Werken beschreibt der Verfasser einige typisch arteriographische Bilder, er schreibt (1931):

„Si la circulation des tumeurs est faite par un paquet d'artérioles minces que la radiographie dénonce, si on aperçoit des taches noires à l'endroit où se perd l'image des petites artères on peut diagnostiquer un méningoblastome." (S. 321.) Und weiter:

„La circulation est bien plus forte et l'endroit de la tumeur est indiqué par un réseau artériel très visible avec des artères assez grosses, mais sans qu'on puisse déterminer la tache de l'arrêt du liquide opaque dans la masse tumorale. Dans ces cas on doit penser aux astrocytomes, etc." (S. 321.)

Zum Schluß schreibt M o n i z: „Cette différentiation a une certaine importance pour la prognostic et surtout pour l'intervention opératoire." (S. 321.)

Meningeome mit stark polimorpher histologischer Struktur, fibrilläre Gliome des ausgewachsenen Typus zeigen ein Zwischenbild zwischen den beiden oben beschriebenen. Zysten und Cholesteatome sind in ihrem Bild charakteristisch wegen des Fehlens von Gefäßen in der Tumorgegend: Die Diagnose auf Lokalisierung wird auf Grund der Ablenkung der Arterien gestellt.

Und weiter schreibt M o n i z: „Parfois l'épreuve angiographique permettra d'établir le diagnostic de la nature du neoplasme et montrer quelques particularités de la circulation artérielle et veneuse."

Schon seit 1934 deutete T ö n n i s auf die Notwendigkeit einer Artdiagnose hin, um von der Operation jene Fälle von bösartigen Tumoren auszuschalten, welche auch eine sofortige hohe postoperative Sterblichkeit anzeigen. Es sind die bösartigen Gliome der Hemisphäre, die Gliome des Hirnstammes und die Gliome der Basalganglien und des Corpus callosum.

Im selben Jahr L ö h r, einige Jahre später U r b a n (1935) und R i e c h e r t (1937), S c h i m i d z u (1937), O k o n e k (1937), D o t t, H a r d m a n n (1938) bestehen auf der Möglichkeit einer Differentialdiagnose der verschiedenen endokranischen Tumortypen.

H. C a i r n s schreibt 1935: „Cerebral angiography may be helpful, in as much as with increasing experience, it may be found to reveal a characteristic vascular pattern for each type of tumor."

Im Jahre 1936 wird in Italien die Monographie von S a i veröffentlicht, wo aber die Möglichkeit einer Naturdiagnose nur angegeben ist, nach Angaben von M o n i z (S. 30).

A l m e i d a L i m a prüft in einer großen Monographie, erschienen im Jahre 1938, einen Komplex von 1200 Arteriogrammen vom Standpunkt der Möglichkeit, eine Diagnose über die Natur von Gehirntumoren auf Grund der Zirkulationsmerkmale aufzustellen.

Das angiographische Studium zeigt so verschiedene Zirkulationsformen, daß dabei sicherlich besondere physiopathologische Charakteristika der Neubildung eine Rolle spielen und die Hypothese einer zusammenhängenden Serie von Gliomformen damit nicht in Einklang gebracht werden kann.

Die wichtigsten beobachteten Veränderungen können nach dem Verfasser in drei Punkte zusammengefaßt werden:

1. Modifikationen am Rhythmus des Blutkreislaufes.
2. Gesamtveränderungen des Verlaufes der Gehirnarterien.
3. Änderungen des Durchmessers einer oder mehrerer Arterien.

Nach A l m e i d a L i m a verlieren die Kapillargefäße und überhaupt die kleinen Durchmesser in der verschatteten Unschärfe der Radiographie ihr morphologisches Bild und stellen sich als mehr oder minder abgezeichnete Flecken dar. Sie verlieren sich also unter der größeren oder kleineren Anzahl der kleinen Blutgefäße, die in einer bestimmten Zone der Neubildung vorkommen. Im Gesamtbild der Arteriogramme und der Phlebogramme in den reich durchbluteten Tumoren sehen wir einen hinreichend exakten Allgemeinabdruck der Zirkulationsebene der Neubildung, das heißt mithin ihres Gefäßaufbaus.

Dem Typus der Zentralzirkulation aus großen Gefäßen in geringer Anzahl, die sicherlich den expansiven Wachstumsprozeß der Astrocytome bedingt, scheint uns die Durchblutung mit vielfachen kleinen Gefäßen an der ganzen Tumorperipherie, eine abnormale Zirkulation, die sich gewiß auch auf die Nachbargewebe erstreckt und im engsten Zusammenhang mit dem Infiltrationsprozeß des Tumors während seines Wachstums steht.

Die Astrocytome werden immer von einer kleinen Anzahl von Arterien gespeist, die unter ziemlichem Abstand von der Neubildung in Hauptsträngen ihren Ursprung haben.

In den Glioblastomen hingegen zweigt von den mit der Neubildung in Kontakt stehenden Normalarterien eine große Anzahl gewundener Arterien ab, deren Übergangsstück ganz kurz ist.

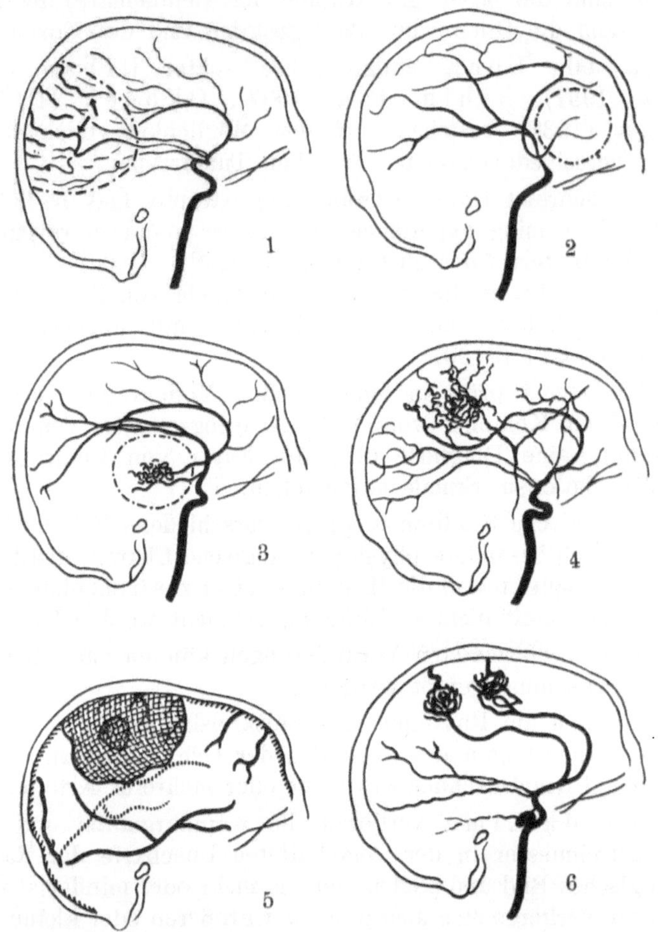

Abb. 1. Charakteristik der arteriographischen Bilder der wichtigsten Arten der intrakraniellen Tumoren.

1 Glioblastoma multiforme   4—5 Meningeom
2—3 Astrocytom   6 Angioma racemosum

(Aus A. Li m a, „Contribuicào para o estudo da circulacàos dos tumores intracranianos Lisboa 1938." Imprensa Libanio da Silvia. S. 211.)

Almeida Lima schließt in der Zusammenfassung seines Werkes über das verschiedene angiographische Bild der intrakraniellen Tumoren, es sei vom praktischen Standpunkt aus günstig, sich an eine Klassifikation zu halten, welche die Meningeome, die multiformen Glioblastome, die Astrocytome mit ihren häufigsten Abarten und die Oligodendrogliome umfaßt; eine weitere Unterteilung habe dem Verfasser zufolge keinen praktischen Wert.

Das multiforme Glioblastom (nämlich ein Gliom, das sich unter außerordentlich schnellem Wachstum infiltriert) ist nach Almeida Lima in direktem Eingriff nicht zugänglich.

Der Verfasser stellt in sechs Abbildungen ein Schema des Aussehens der häufigsten von den verschiedenen Tumortypen auf (Abb. 1).

Interessant sind die Schlußfolgerungen, zu denen Almeida Lima nach seinem Studium der Angiogramme gelangt, betreffend die Veränderung der Geschwindigkeit der Hirnzirkulation.

In pathologischen Fällen erscheint der Rhythmus des Gehirnkreislaufes verändert und man sieht auf demselben Radiogramm gleichzeitig Arterien des externen und des internen Systems. Der von seiten des Neoplasmas auf die Gehirngefäße ausgeübte Druck bewirkt eine Verlangsamung der Gehirnzirkulation und ist so eine der Ursachen dieser Erscheinung. Zu dieser anatomischen Ursache kommt noch die Veränderung der anderen physiologischen Mechanismen, derzeit noch sehr wenig bekannten Komplexen, welche die perfekte und komplizierte Regulierung des Intrakranialkreislaufes aufrecht erhalten. Ferner kann die Neubildung, infolge der Kompression und Zerstörung der Gehirnregionen, von denen diese physiologischen Mechanismen abhängen, den Gehirnkreislauf verändern, auch ohne ein anatomisches Hindernis für die Zirkulation hervorzurufen. In einigen Fällen war es beim Eingriff möglich, eine Kompression des Intrakranialteiles der A. carotis interna mit starker Reduktion ihres Kalibers zu bemerken, welche hinreichte, den intrakraniellen Kreislauf zu erschweren.

Gegenwärtig ist das bekannteste grundsätzliche Faktum im Rhythmus des Kranialkreislaufes die verschiedene Geschwindigkeit, mit der das Blut in den beiden Systemen der A. carotis interna und externa zirkuliert.

In den Meningeomen ist dieses System verändert; man sieht die A. temporalis superficialis im ersten Radiogramm häufig aufgefüllt; der Gehirnkreislauf verlangsamt sich und die Geschwindigkeit des Perikranialkreislaufes erfährt eine Steigerung.

Die von der A. carotis externa abhängenden Arterien, die den Tumor versorgen sollen, zeigen nicht nur eine Erhöhung ihres Kalibers, sondern auch gesteigerte Geschwindigkeit der Blutzirkulation. Die Erhöhung des Kalibers von Arterien, die zu einer über der Norm liegenden Durchblutung beitragen müssen, kennen wir als pathologisches Phänomen, ebenso dürfte die Tatsache einer Geschwindigkeitssteigerung der Blutzirkulation ein allgemeines Phänomen sein, es scheint dies auch in den intrakraniellen Neubildungen einzutreten.

Haas und Kovács (1938) veröffentlichen einen Fall von Hirnmetastase, welche durch die Arteriographie einen runden Schatten im Bereich des Sitzes des Tumors zeigt, und schreiben:

„Von der Intensität des Schattens kann man so gewissermaßen eine Artdiagnose machen, man kann beurteilen, ob die Geschwulst mehr oder weniger blutreich ist, woraus wieder weitere Schlüsse gezogen werden können."

Tabelle 1. *Versuch einer Klassifikation der*

I Ohne Verlagerung der Hauptgehirngefäße oder mit nur schwach akzentuierter Verlagerung		II Verlagerung
A	B	A Mit deutlicher Durchblutung
Deutlich erkennbare Gefäße mit geschlängeltem Verlauf und vollständigen arterio-venösen Kommunikationen. *Angioma recemosus arterio-venosus.*	Parallel gelagerte zarte Arterien, unscharf umgrenzt, Verlauf kann nicht in seiner ganzen Ausdehnung verfolgt werden. Im Phlebogramm gewöhnlich kein ausgebreiteter Zweig. Gelegentliche direkte arterio-venöse Kommunikation. *Multiforme Glioblastome.* C Zarte Gehirngefäße; Tumordurchblutung wird wenig sichtbar und ist nicht ausgebreitet, ohne erkennbare Gefäße. *Infiltrierende und diffuse Astrocytome.*	Ohne eigene neoplastische Durchblutung. *Zystische Astrocytome usw.* *Colesteatome.* *Granulome.* *Parasitäre Zysten.* *Abszesse.*

Und noch:

„Man weiß z. B., daß ein Gliom meistens schlecht vaskularisiert ist, daß manche Sorten der Karzinommetastasen im Gehirn blutreich sind, usw." (S. 185.)

Hemmingson hat 1939 unter Benützung des arteriographischen Materials der Neurochirurgischen Klinik in Stockholm die Möglichkeit einer radiologischen Diagnose bösartiger Gliome an einer Gesamtzahl von 117 Fällen studiert, durchwegs Arteriographien von Gehirntumoren, von denen 36 bösartige Gliome waren. Er unterstreicht die Bedeutung dieser voroperativen Diagnose und beurteilt einen chirurgischen Eingriff in Fällen ungünstig, in denen die Diagnose auf bösartiges Glioblastom mit Bestimmtheit gestellt werden konnte.

Moniz schreibt 1940: „Wir haben jedoch nie eine genaue und ins einzelne gehende anatomische Diagnose angestrebt. Es genügt uns, diejenigen Tumorgruppen zu unterscheiden, die dem Neurochirurgen zugänglicher sind, der besonders Interesse daran hat, zu wissen, ob die Geschwülste gut- oder bösartig, leicht operierbar oder inoperabel sind." (S. 233.)

Der Verfasser erinnert an das in der allgemeinen Pathologie bekannte Faktum, daß gutartige Tumoren zentrales und die bösartigen Tumoren peripherisches Wachstum haben. Diese zwei Arten des Wachstums bemerkt man auch in den Gehirntumoren: Den beiden Wachstumstypen entspricht eine verschiedene angiographische Architektonik. In diesem Zusammenhang wird an die arteriographischen Beobachtungen von Almeida Lima und an die anatomischen Forschungen von Elsberg und Hare erinnert.

arteriographischen Bilder der Intrakranialtumoren.

der Hauptgehirngefäße

B
Mit sichtbarer neoplastischer Durchblutung

a	b	c
Phlebographisch ausgebreiteter Zweig. Dauernde Blutzufuhr durch einige Ableitungen der Carotis externa. Arterien und Venen im allgemeinen gut abgegrenzt. Die den Tumor versorgenden Arterien sind gewöhnlich voluminös und von geringer Zahl. *Meningeome.*	Phlebographisch ohne ausgebreiteten Zweig. Arterien und Venen schlecht unterschieden, unregelmäßig, bilden Blutseen. Der Zweig im allgemeinen unproportioniert, mit Verlagerung der Hauptarterien. Zirkulationsgrenzen abnormal unscharf. Keine Blutversorgung durch Zweige der Carotis externa. *Astrocytome.*	Phlebographisch ausgebreiteter Zweig. Venen gut sichtbar. Vielfache sehr zarte Arterien. An der Tumordurchblutung haben von der Carotis externa abhängige Gefäße keinen Anteil. *Oligodendrogliome.*

Lorenz gelangt 1940 aus dem Studium des arteriographischen Materials aus der Klinik Tönnis zu den folgenden allgemeinen Schlußfolgerungen hinsichtlich der Möglichkeit einer Differentialdiagnose zwischen den verschiedenen anatomo-pathologischen Formen der Gehirntumore.

Die Merkmale, welche nach Lorenz eine Differentialdiagnose unter diesen drei Typen von Tumoren erlauben sollten, wären folgende:

1. Glioblastome.

a) Der Bereich der Geschwulst ist reicher an Kontrastmitteln: Dünne kleine Gefäße, welche sich unregelmäßig durchkreuzen, befinden sich in der Zone der Geschwulst.

b) Zahlreiche kleine neue Gefäße, welche ein wirres Netz bilden, mit Gefäßerweiterungen im Bereich der Geschwulst.

c) Andere größere Gefäße in Spiralform sind anwesend: Im Bezirk der Geschwulst kann man deutlich die Schlagader von den Gefäßen unterscheiden, dank der Fistelbildungen.

2. Meningeome.

a) Das Gefäß, welches nach der Geschwulst geht, löst sich deutlich von den anderen.

b) Von dem Gefäß, welches nach der Geschwulst geht, trennen sich kleine Gefäße netz- oder büschelförmig, welche in die Geschwulst eindringen.

c) Im Gegensatz zu dem ordentlichen Bild der Glioblastome ist hier das Bild deutlich.

d) Man kann das Durchblutungssystem der Geschwulst deutlich hervorheben, indem man die Carotis externa einspritzt.

3. Sarkome.

Im Bereich der Geschwulst vereinen sich die verschiedenen Gefäßmerkmale der Glioblastome mit den besonderen Durchblutungsbedingungen, welche man in den Meningeomen beobachtet.

S c h ö n b a u e r (1940) deutet in einer allgemeinen Arbeit über die neurochirurgische Diagnostik auf die Wichtigkeit der Arteriographie für die Diagnose der soprasellären Tumore hin: Diese können leicht mit neurologischen Mitteln diagnostiziert werden. Die Ventrikulographie kann deutlichere Anweisungen geben, aber nur die Arteriographie ist imstande, ein Aneurysma der Carotis auszuschließen, was eine sehr wichtige Angabe für das Operationsprogramm ist.

D y e s (1941), P h i l i p p i d e s (1942), R i e c h e r t (1943) lenken in allgemeinen Arbeiten über die Hirnarteriographie die Aufmerksamkeit auf die Differentialdiagnose.

S o r g o deutet in seiner Monographie von 1941 auf die Möglichkeit einer Differentialdiagnose der Hirntumoren mittels der Arteriographie hin. Er besteht besonders auf der Möglichkeit, das Glioblastom multiforme, den Abszeß, das subdurale Hämatom, die Hirnmetastase voneinander zu unterscheiden. Er schreibt: „Praktisch ist es so, daß jede dieser Krankheiten nur verdachtmäßig diagnostiziert werden kann." (S. 125.)

T o r k i l d s e n (1939) schrieb: „The necessity of the histological diagnosis at the time of operation is stressed by the fact that even an experienced surgeon as a rule is unable to make a differential diagnosis with certainty from the gross appearance, and at times he is unable to tell whether or not there is a neoplasm."

E n g e s e t widmet im Jahre 1944 in einer Monographie über Arteriographie der inneren Karotis mit Perabrodil der Differentialdiagnose der verschiedenen Arten von Gehirntumoren ein Kapitel. Er gelangt zum Schluß, daß die Gliome heute auf Grund des angiographischen Bildes klassifiziert werden können. Besonders ruft er die Aufmerksamkeit auf die Tatsache, daß die reich vaskularen Gliome von dem Eingriff ausgeschlossen werden können, und schließt: „There can hardly by any doubt that the neurosurgical treatment of gliomata has entered upon an entirely new phase after the application of cerebral angiography." Und weiter: „In certain cases where the histological diagnosis must be made on extirpated bits of tumor from operated cases, the angiographical type diagnosis has been more reliable than the histological."

Eine sehr bedeutende Arbeit vom histopathologischen und vom klinischen Gesichtspunkt ist vor allem die von E l s b e r g und H a r e (1932). Die Verfasser haben auf einem Schema die Zahl der in einer Sektion vorhandenen

Gefäße ziffernmäßig und graphisch dargestellt, die neoplastisches und gesundes Gewebe enthält. Das Material wurde zuerst mit freiem Auge und mit einem Vergrößerungsglas von nur geringer (zwei- bis vierfacher) Vergrößerung auf das Vorhandensein von Gefäßen geprüft. Auf Grundlage dieser ersten Untersuchung wurde das Material wie folgt untergeteilt:

1. Im Tumor und in der umliegenden weißen Substanz keine Blutgefäße sichtbar.

2. Im zentralen Teil des Tumors zahlreiche Gefäße sichtbar; aber keine in der umliegenden weißen Substanz.

3. In den peripheren Gewächsteilen zahlreiche Gefäße sichtbar, aber kein einziges in der umgebenden weißen Substanz.

4. Im Tumor eine geringe Anzahl Blutgefäße sichtbar, aber viele in der umgebenden weißen Substanz.

5. Zahlreiche Blutgefäße sowohl in der Tumorperipherie als auch in der umliegenden weißen Substanz.

6. Zahlreiche Blutgefäße in der den zungenförmigen Auswüchsen des Tumors anliegenden weißen Substanz sichtbar.

Die aus 50 Fällen von Gehirntumoren gezogenen Resultate zeigen ein verschiedenes Verhalten der Astrocytome und Medullablastome gegenüber den Glioblastomen, wie sich das aus der der Arbeit angeschlossenen Tabelle ergibt.

Tabelle 2. *Zusammenfassung von Tabelle 1, Vergleich der Astrocytome und Medullablastome mit den multiformen Glioblastomen. (Dargestellt in Prozenten.)*

	Gefäße in der weißen Substanz am Gewächs anliegend		Gefäße in der Gewächsperipherie		Gefäße im tiefen Teil des Gewächses	
	beschränkte od. größere Anzahl	nichts sichtbar	beschränkte od. größere Anzahl	nichts sichtbar	beschränkte od. größere Anzahl	nichts sichtbar
Astrocytom und Medullablastom (24 Fälle)	8,3	91,7	8,7	91,3	39,1	60,9
multiformes Glioblastom (24 Fälle)	79,2	20,8	82,6	17,4	13,0	87,0

In den Astrocytomen und Medullablastomen kommt die größte Anzahl von Gefäßen im zentralen Teil des Gewächses vor, ohne Vermehrung der Zahl der Arterien in der anliegenden weißen Substanz. Im multiformen Glioblastom enthalten die peripherischen Zonen der Neubildung die größte Zahl von Arterien und die Gefäße in dem anliegenden Gehirngewebe sind zahlreicher als in der normalen weißen Substanz oder in dem den Rändern der Astrocytome und Medullablastome anliegenden Gehirn.

Die Verschiedenheit in der Lage der Blutgefäße bei Astrocytomen und Medullablastomen einerseits und multiformen Glioblastomen anderseits kann bei der Operation erkannt werden, und dies hat uns dazu geführt, die für die Entfernung dieser Gewächse angewendete Technik in einem gewissen Maße zu modifizieren und zu ändern.

Diese anatomisch-pathologische Studie hat ihre klinische Anwendung gefunden.

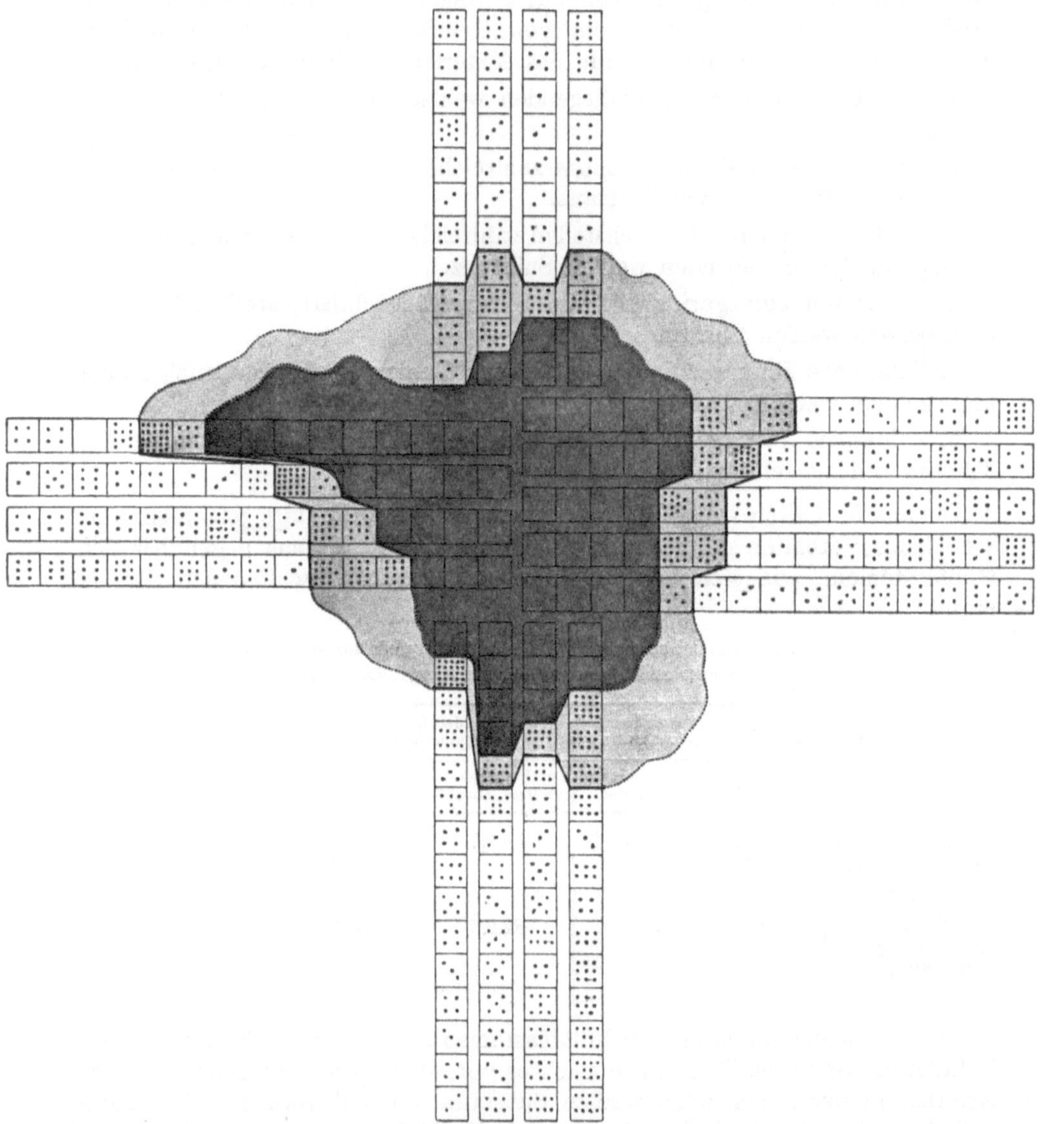

Abb. 2. Die Verteilung der Gefäße in einem Glioblastoma multiforme des linken parieto-temporalen Lappens. (Aus Elsberg u. Hare, The blood supply of the gliomas: its relation to the tumor growth and its surgical significance. Bull. Neur. Inst., N. Y., 2, 210-246, 1932. S. 241.)

Die Autoren haben versucht, von dieser verschiedenen Gefäßverteilung eine graphisch-schematische Darstellung zu geben.

Die Abb. 2 und 3, von Helsbergs und Hares Arbeiten wiedergegeben, zeigen die Verteilung der Gefäße in einem Fall von multiformem Glioblastom und in einem Fall von fibrillärem Astrocytom.

Sah und Alexander (1939) haben mit Pichworts Methode die Gefäßmerkmale der wichtigsten Hirntumortypen studiert.

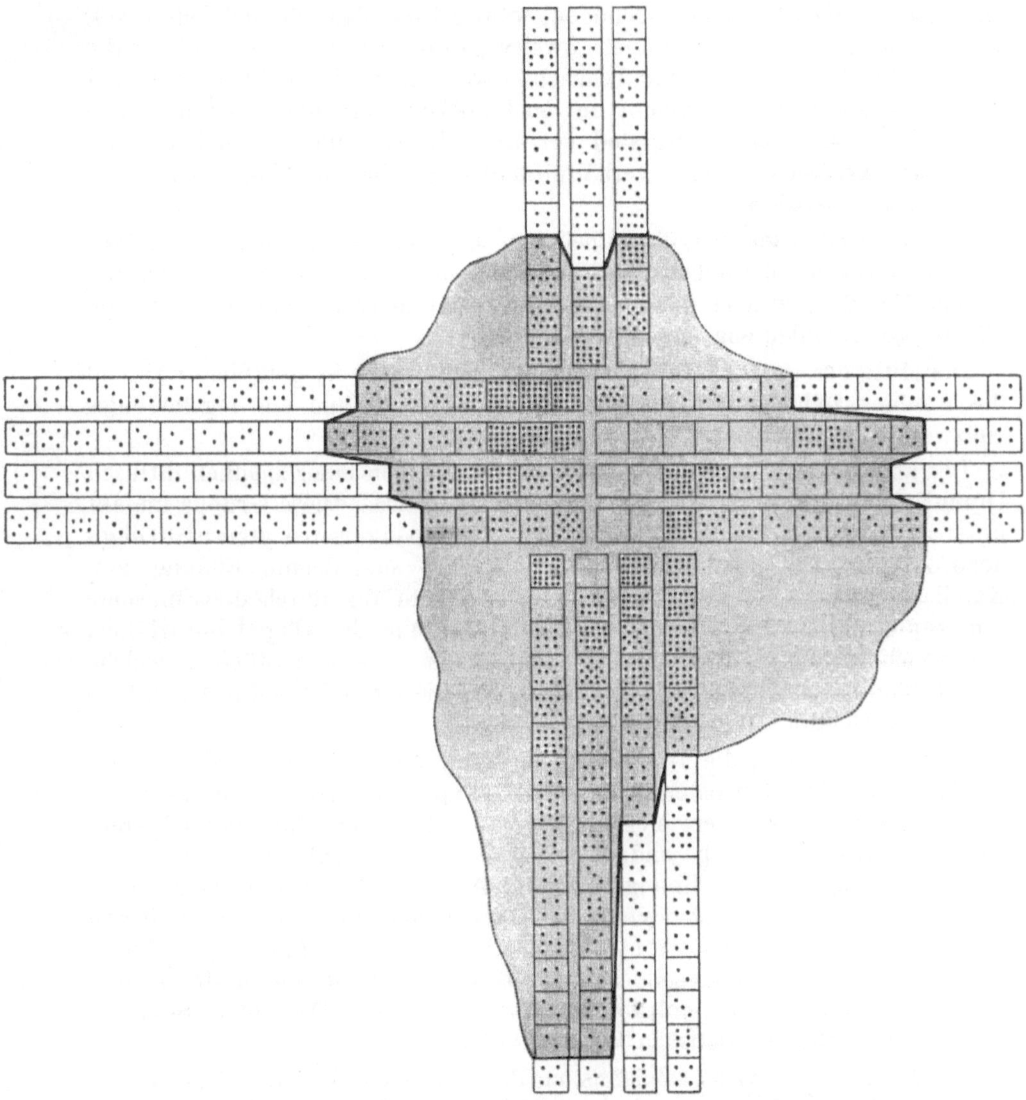

Abb. 3. Die Verteilung der Gefäße in einem fibrillären Astrocytom des linken frontalen Lappens. Aus Elsberg u. Hare, The blood supply of the gliomas: its relation to the tumor growth and its surgical significance. Bull. Neur. Inst., N. Y., 2, 210-246, 1932. S. 235.)

Die Blutversorgung der endokraniellen Tumoren ist je nach der Zahl der Lokalisierung und Dichtigkeit der Blutgefäße verschieden. Diese verschiedenen Tumortypen kann man durch die besondere Vaskularisierung unterscheiden, welche in jedem Fall genügend typische Merkmale hat, um auf Grund der Benzidinprobe der Präparate in jedem Fall ziemlich sichere Hinweise für eine histologische Diagnose zu liefern.

Gewöhnlich kann man zwei Typen von Vaskularisierung beobachten: Der eine besteht in einer vorwiegend interstitiellen Lage der Blutgefäße, in welcher die Gefäße sich meistens nur in der Zone über dem Rand der nodulären Einteilung des Tumors befinden, während die Mitte dieser Nodule von verhältnismäßig wenigen dünnen Zweigen durchdrungen oder vollständig gefäßlos ist. Diese Anordnung beobachtet man in meningoteliomatösen und psammomatösen Meningeomen, in Medulloblastomen und Medulloepitheliomen. Die Medullablastome sind vor allem durch häufig gewundene sinusoide Zweige, welche eine verhältnismäßig gleiche superkapilläre Größe haben, charakterisiert.

Die Merkmale der Medullaepitheliome sind ein weitmaschiges, ungefähr polygonales oder spheroidales Gefäßnetz von superkapillären Sinusoiden und weiten Gefäßen, welche die charakteristischen dichten zellulären äußeren Ränder der Nodulen eng umfassen.

Die Mitte des größten Teils der zellulären Nodulen ist gefäßlos, während die weniger zellulären, sozusagen interstitiellen Nodule ein regelmäßiges Netzwerk von dünnen Gefäßen aufweisen.

Der andere Typus von Vaskularisierung besteht in einer ziemlich diffusen Durchblutung des Tumors seitens eines Gefäßstromas. Diese Gruppe umfaßt unter anderen auch die Tumoren der Serie der Spongioastrocyten und Oligodendrogliome. Die ersteren haben eine wenig ausgedehnte Bildung von Kapillargefäßen, da der größte Teil der Durchblutung durch die Sinusoide von suprakillärer Größe erfolgt. Die Durchblutung der Oligodendrogliome, die ausschließlich kapillär ist, fällt nicht auf in gefärbten Stücken, welche mit gewöhnlichen Mitteln gefärbt sind, so daß diese Stücke den falschen Eindruck von Gefäßlosigkeit machen können.

Die Lokalisierung, die Dichtigkeit der Verteilung, die Unregelmäßigkeit des Diameters der Sinusoiden in der Serie der spongioastrocytischen Tumoren im allgemeinen vermindert sich gewöhnlich mit der Zunahme des Differenzierungsgrades und insbesondere in folgender Reihenfolge: multiformes Spongioblastom, polares Spongioblastom, Astroblastom, protoplasmatisches Astrocytom, fibrilläres Astrocytom. Eine Ausnahme wurde in einem Fall von protoplasmatischem Astrocytom beobachtet, wo sich ein Hämoangioblastom des Gefäßstromas hinzugesellt hat. In diesem Falle erinnerte die Durchblutung an diejenige des multiformen Spongioblastoms. Das polare Spongioblastom zeigt charakteristische Busch- und Ästebildungen.

Ein Papillom des Coroidalplexus hat die gewundene Form, welche für die Fasern des Coroidalplexus charakteristisch ist. Hämoangioblastome und metastatische Tumore weisen die charakteristischen breiten Sinusoiden auf.

Die Vaskularisierung dieser Tumoren hat eines gemeinsam, indem es den suggestiven Eindruck eines Mißverhältnisses und von Plumpheit macht im Vergleich zu der des normalen Gehirns. Das kann die Ursache der öfteren Erscheinung der ausgebreiteten Nekrose sein, die man in verschiedenem Grade in einigen dieser Tumoren beobachten kann.

Arteriographische Merkmale der verschiedenen Typen der Hirntumoren.

Multiforme Glioblastome.

D e r r y hat 1932 bis 1934 einige histopathologische Studien über das multiforme Glioblastom veröffentlicht. Seine Aufmerksamkeit richtet sich vor allem auf das Verhalten der Gefäße.

In erster Linie teilt er die Tumorzone und das Gebiet des umstehenden Gehirngewebes in fünf Teile ein. Von diesen ist die zentralste hauptsächlich eine nekrotische Zone. Auf sie folgt peripherisch eine Zone, in der die phago-cytosisch-nekrotischen Organisationsprozesse und die Versuche einer struk-turellen Wiederherstellung reichlich vorhanden sind. Die folgende Zone ist das Gebiet, in dem das Tumorgewebe sich aktiver zeigt, der Bogen der größten Tumorvaskularisation, also die gefäßreichste Zone. Man bemerkt stark hyperplastische Gefäße. Von hier gelangt man über eine Übergangszone auf das normale Gewebe.

Wenige Jahre nachher wird die wichtige Arbeit von E l s b e r g und H a r e veröffentlicht.

Aus der Studie dieser Verfasser (1932) ergibt sich mit Klarheit das ver-schiedene Verhalten der Blutgefäße in den unterschiedlichen Tumorarten. Besonders für die Astrocytome und Medulloblastome einerseits und die Glio-blastome anderseits schreiben die Autoren hinsichtlich der mikroskopischen Untersuchung der Gefäßverteilung folgendes:

Die Tabellen zeigen, daß in den Astrocytomen und in den Medulla-blastomen Gefäßgruppen von genügender Größe in dem den Tumor um-gebenden Gehirngewebe und ebenso in dem Teil, der sich als Peripherie des Gewächses darstellt, zu selten vorzufinden sind, um sie mit dem bloßen Auge oder einem Vergrößerungsglas wahrzunehmen, während jedoch Gruppen großer Gefäße in dem zentralen Teil des Tumors zu sehen sind.

Im multiformen Glioblastom hingegen ist die Lage der sichtbaren Blut-gefäße innerhalb der flüchtigerweise erkenntlichen Tumorränder und im an-liegenden Gehirn eine andere. Im zentralen Teil der Neubildung sind die Gefäße in geringer Zahl oder gar nicht zu sehen und dieser Teil ist oft degeneriert.

In der weißen Substanz, die bei flüchtiger Untersuchung den Gewächs-rändern anzuliegen scheint, und in der Peripherie des Gewächses selbst sind Gruppen großer Gefäße fast regelmäßig zu finden. In der weißen Substanz, die die zungenartigen Vorsprünge aus der Haupttumormasse umgibt, sind die großen Gefäße besonders bemerkbar.

Die Autoren legen auf den Umstand Nachdruck, daß sich der Großteil der Gefäße im multiformen Glioblastom an der Tumorperipherie befindet sowie im anliegenden Gehirngewebe. Sie schreiben, daß die mikroskopischen Ergebnisse daher die Studienergebnisse am Gesamtmaterial bestätigten und zeigten, daß in der Blutzufuhr des Astrocytoms und des Medulloblastoms ein entschiedener Unterschied gegenüber dem multiformen Glioblastom besteht. In der ersteren Gruppe ist die größte Anzahl von Blutgefäßen im Zentrum der Neubildung zu finden, während die Blutzufuhr an den peripherischen Teilen etwas größer ist als die Norm und im anliegenden Gehirngewebe nicht vermehrt ist. Im multiformen Glioblastom hingegen ist die Vaskularität der peripherischen Teile des Gewächses nicht vermehrt und in der umliegenden weißen Substanz befindet sich gewöhnlich eine weit größere Anzahl von Blutgefäßen als in derjenigen weißen Substanz, die am Astrocytom oder Medullablastom anliegt, mehr auch als im gesunden Gehirn.

Um die oben angegebenen Beobachtungen zu beweisen, haben die Verfasser die folgende Tabelle angegeben:

Tabelle 3. *Durchschnittliche Anzahl von Arterien in verschiedenen mikroskopischen Feldern.*

	Gesamtdurchschnitt in der Gehirnsubstanz	In der Gehirnsubstanz längs der Tumorkante 4 Felder	In der Tumorperipherie 4 Felder	Erste 4 Felder	Im Tumor	
					Zweite 4 Felder	Dritte 4 Felder
Astrocytome	3	4	7.9	10.7	12.1	12.1
Rückenmarksblastome	4	3	6	7	11	12
Multiforme Glioblastome	6	7	11.4	12	12.7	11

F a z i o (1942) hat die Angioarchitektonik des Glioblastoma multiforme mit der „Benzidine"-Methode studiert.

Er deutet an, daß man bemerkenswerte Strukturveränderungen beobachten kann, sei es Fall für Fall wie auch in derselben Geschwulst. Einem gewissen Bilde des Parenchyms entspricht ein gewisses Bild in der Gefäßarchitektur.

Er hat besonders die Gefäßveränderungen in minimaler Weise im Durchgangsbereich von dem normalen Gewebe zu dem der Geschwulst beobachtet: Hier sieht man umschriebene kapillare endotheliale Neubildungen in ungefährer Kugelform und eine gewisse Unordnung in der Angiotektonik. In den bestimmten Geschwulstbezirken sind hingegen gelegentlich Vermehrungsprozesse vorherrschend mit wirren Gefäßneuformationen: Die meiste Entwicklung hat man am Rand der nekrotischen Herde in der Form einer eigentümlichen, unordentlichen perinekrotischen Gefäßverdichtung.

Im Glioblastoma multiforme und besonders in der perinekrotischen Zone kann man auch angiomatose und kugelförmige Gefäßbildungen beobachten, die aus ektatischen und kongestionierten Gefäßen bestehen und deren dünne Wand von einer einfachen Schicht endothelialer Zellen gebildet ist: Solche Formationen können auch eine gewisse Größe erreichen und wenn sie nur makroskopisch beobachtet werden, können sie irrtümlicherweise als intratumoraler Blutsturz angesehen werden.

Die reaktiven perinekrotischen Prozesse des multiformen Glioblastoms unterscheiden sich sehr gut von denen, die man in der Umgebung anderer Hirnnekrosen beobachtet.

T ö n n i s hat in den Arteriogrammen der multiformen Glioblastomträger aneurysmatische Erweiterungen beobachtet, besonders im peripherischen Gebiet, welche als Fisteln zwischen dem arteriellen und venösen System angesehen werden können. Das wird von der chirurgischen Praxis bestätigt, da es leicht vorkommt, innerlich große venöse Gefäße zu sehen, in denen arterielles Blut fließt. Solche Arteriogramme wurden von T ö n n i s dem Chirurgenkongreß Mitteldeutschlands im Jahre 1936 vorgestellt und dem Kongreß der englischen Neurochirurgen im Jahre 1937 in London.

T ö n n i s hat diese Veränderungen in 60% der von ihm von diesem Standpunkt aus beobachteten Fälle beschrieben, aber er denkt, daß sie in allen Glioblastomen bestehen, nur daß sie nicht sichtbar werden, da man wohl nicht immer auf die geeignete Phase der Einspritzung trifft.

L ö h r und R i e c h e r t (1937) lenken in einer Studie über die Geschwülste der temporalen Lappen die Aufmerksamkeit auf die Tatsache, daß der sehr gefäßreiche maligne Tumor den Thorothrast nicht so rasch vertreibt wie das normale Gewebe. Das als Ausdruck der gegenwärtigen Stasis und der Anschwellung des Tumors: Es dürfte sich um eine Durchblutungsverzögerung der dünnen Kapillaren handeln.

A l m e i d a L i m a schreibt 1938, daß in den Glioblastomen immer zahlreiche Arterien mit gewöhnlich kleinem Kaliber und verschiedenem Ursprung anzutreffen sind, die zur Tumorversorgung beitragen.

Das Fehlen eines diffusen Flecks und das Vorhandensein von arteriovenösen Verbindungen sind ein Zeichen für einen anarchischen Zustand in der Gefäßorganisation; wahrscheinlich ist ein Kapillarnetz zwischen den Arterien und dem Venensystem nicht vorhanden. Die Sichtbarkeit einer großen Anzahl Arterien, deren Kaliber hinreichen würde, um auf den radiographischen Film einen Schatten zu werfen, ist ein Beweis für eine überaus reichliche Durchblutung, von der der Verfasser annimmt, sie würde beim Eingriff schwer unter Kontrolle zu bringen sein.

Die Arterien zeigen alle eine annähernd parallele Richtung und haben im ganzen ein Aussehen, das an eine Reihe gleichgerichteter Pinselstriche erinnert. Die Richtung der Venen ist nicht in gleicher Weise charakteristisch, aber diejenigen, welche ein größeres Stück weit zu verfolgen sind, verlaufen ebenfalls mehr oder weniger parallel. Diese Anordnung kontrastiert mit der der Meningeome, deren sichtbare Arterien groß sind und in allen Richtungen liegen; ihre Anzahl ist gering und im allgemeinen schließen sie einen Fleck diffuser Kapillarzirkulation ein.

Die fehlende Verlagerung der großen Normalarterien ist ein sehr wichtiges angiographisches Symptom; es entspricht immer einem Tumor von hoher Bösartigkeit und ist eine Folge eines vorwiegend infiltrativen Wachstums mit peripherischer Entwicklung, während in den gutartigen Gliomen der zentrale

Ausbildungsprozeß eine bedeutende Verlagerung der großen Gefäße hervorruft.

Die Tatsache, daß die hauptsächlichsten Normalarterien nicht verlagert sind, zeigt, daß sie vom Tumor umschlossen wurden, und dies allein würde eine Operation kontraindiziert machen.

Almeida Lima unterscheidet die angiographischen Merkmale der bösartigen Tumore insgesamt und der Glioblastome insbesondere wie folgt:

A. Angiographische Merkmale der bösartigen Tumore im allgemeinen.

1. Durchblutung ausschließlich mittels der Carotis interna.

2. Gefäße, hauptsächlich Arterien von unregelmäßigem Kaliber; Gefäßstruktur wie in den Meningeomen nie vorhanden.

3. Venen von unregelmäßigem Kaliber.

4. Verlagerung der normalen Gefäße des Tumorsitzes nicht vorhanden und steht nicht im Verhältnis zur Ausdehnung des Tumors.

B. Angiographische Merkmale der multiformen Glioblastome.

1. Gleichmäßige Zirkulationsverteilung in der gesamten anormalen Zone oder an der Peripherie mehr akzentuiert.

2. Wenig klare neoplastische Durchblutungsgrenzen.

3. Gewundene Arterien in geringer Zahl.

4. Gefäße, hauptsächlich Arterien, alle mit der gleichen annähernd parallelen Orientierung (pinselförmige Anordnung der Gefäße).

5. Direkte Kommunikation zwischen Arterien und Venen zeigt sich an vielen Stellen der Neubildung.

6. Pathologische Zirkulation, die eine sehr ausgedehnte Zone angeht.

Das Vorhandensein eines Arteriogramms von abnormal großen Gefäßen oder abnormalen oder unregelmäßigen Schichtungen ist für Mack (1939) ein sicheres Zeichen von bösartigen Gliomen. Nicht immer sind diese Zeichen von maximaler Größe. Er schreibt: „Es genügt ein sicher erweitertes Gefäß oder eine nur in einem kleinen Bereich nachzuweisende pathologische Schichtung, die unter anderem bei nicht sehr großer Erfahrung auch einmal übersehen werden kann." (S. 166.)

Diejenigen, welche von Tönnis als arterio-venöse Fisteln betrachtet werden, sind von Mack folgendermaßen geschildert. In den bösartigen Gliomen beobachtet man eine abnorme Hirnanschwellung wie in keinem anderen Tumor. Dieses Ödem ist sehr stark in der nächsten Umgebung der Geschwulst und führt zu Störungen im ganzen Blutandrang und Blutausfluß. Es ist leicht möglich, daß man wegen dieses Ödems zu einer Venenkompression gelangt, wenn die Wände sehr dünn sind, sowie zu einer Abdrosselung der elastischen Arterien. In demselben Augenblick, in welchem der Blutablauf von der Geschwulst durch die Adern gehindert ist, gelangt man zu einer Stasis im Tumorbezirk und in seiner Andrangszone. Das ist das Bild, welches wir daher pathognomonisch als das bösartige Gliom betrachten.

„Die ganze Theorie ist so ausführlich erörtert, weil sich auf ihr die ganze Diagnostik des malignen Glioms aufbaut und weil gerade sie am besten erklärt, warum die erweiterten Gefäße eben nur beim malignen Gliom und sonst bei keiner Tumorart vorkommen." (S. 169.)

M a c k denkt, daß die schwierigste Lokalisierung für die Artdiagnose die des temporalen Lappens sei, weil die Gefäßdurchblutung des temporalen Lappens weniger reich ist als in jedem anderen Hirnbereich. Das wäre der Grund, weshalb sich in der temporalen Zone bösartige Gliome ohne Gefäßzeichen befinden. In diesen Fällen hätte man aber doch eine sehr starke Verschiebung der Arteria cerebri media und einen offenen Syphon der Carotis, der rückwärts gerichtet ist; diese wären fast immer die charakteristischen Zeichen eines bösartigen Glioms des temporalen Lappens, „so daß also auch ohne Veränderungen der Gefäße selten die Artdiagnose mit Sicherheit gestellt werden kann". (S. 169.)

H e m m i n g s o n hat 1939 eine Arbeit über die arteriographische Diagnose der Glioblastome veröffentlicht, deren Ergebnisse von der Prüfung von 36 Arteriogrammen bösartiger Gehirngliome abgeleitet sind. Er schreibt: „The arteriographic appearance of the malignant glioma is in our experiences characterized by an abundancy of new vessels within the tumor showing quite an irregular course and varying calibres. Between the vessels there are irregular opaque spots of smaller size which must be interpreted as contrast in miliary aneurysms (s. B a i l e y). In addition, arterio-venous fistulae are very often to be seen with contrast filling of one or more veins leaving the tumor and visible even on the arteriogram. This arteriogram which not only verifies the clinical observation of arterio-venous fistulae but also corresponds with the patho-anatomical picture of the vascularisation of the malignant glioma will in what follows be considered as *typical* for malignant glioma. We have never seen it associated with any other type of tumour than malignant glioma and, judging from the literature, nor has any other author. In our opinion, therefore, it is pathognomic of glioblastoma." (S. 507.)

Der Autor lenkt weiter die Aufmerksamkeit auf die Bedeutung der arteriovenösen Fisteln, die er als „one of the characteristic signs of malignant glioma" erklärt (S. 508).

In vielen Fällen wurden pathologische Gefäße nur an der Tumorperipherie beobachtet; das könnte dadurch erklärt werden, daß sich am Tumorzentrum Nekroseherde befänden sowie weil in diesen Tumoren die gefäßreichste Zone die Peripherie ist, das heißt der Bogen an der Grenze zwischen Tumor und umstehendem Gehirngewebe (s. Z ü l c h).

Das Gefäßbild des Tumors wird im Arteriogramm klarer sichtbar, aber in einigen Fällen eignete sich das Phlebogramm am besten für die Diagnose. Hier nimmt der Tumor das Aussehen eines diffusen, undurchsichtigen Fleckes an. Das zeigt eine Verlangsamung der Blutzirkulation innerhalb des Glioms im Vergleich zu den anderen gesunden Gehirnteilen.

Die Eigengefäße des Cerebralsystems, die den Tumor durchqueren, zeigen sich nicht hypertrophisch. Der innere Gefäßdruck scheint im Tumor nicht erhöht zu sein; Beweis dafür ist die Tatsache, daß sich die Arteria pericallosa nur in drei der 36 Fälle nicht mit dem Kontrastmittel füllte und daß die Arteria cerebri posterior nur in zehn Fällen sichtbar wurde.

Als typisches Symptom für ein bösartiges Gliom macht H e m m i n g s o n auf die kleinen arterio-venösen Aneurysmen aufmerksam; er schreibt: „The aneurysm has coarse hypertrophic afferent arteries and wide open fistulae between afferent and efferent vessels." (S. 510.)

In acht Fällen entfernte sich die Gefäßbildung des Tumors von der typischen, wie oben beschrieben, und zeigt ein Bild, das der Verfasser „atypisch" nennt. Er schreibt: „. . . a more regular hypervascularisation with the vessels arranged in a streak-or broom-shaped manner without any visible patches of contrast or arterio-venous aneurysms. In two of the cases, too, the vascularisation is most marked toward the periphery of the tumour." (S. 510.)

In diesen Fällen lautete die Diagnose fünfmal auf Glioblastom, einmal auf Astroblastom im Beginn des Übergangs auf Glioblastom.

Schließlich sammelt der Verfasser fünf Fälle in einer vierten Gruppe, in welcher aus den Arteriogrammen keine charakteristische Gefäßbildung des Tumors wahrgenommen wurde. Zwei davon hatten zentralen Sitz, einer frontalen, verwachsen mit dem Falx, zwei temporalen Sitz.

H e m m i n g s o n schließt folglich ab: „. . . in about 64 percent of our material they showed a vascularisation pathognomic of glioblastoma by which the nature of the tumour could be definitely diagnosed. In another 22% pathological vessels appeared in the arteriogramm which, even if permitting of no definite diagnosis as to the nature of the tumour, at any rate showed the picture of a vascular tumour liable to raise the suspicion of a malignant glioma or one bordering on malignancy. In a total of 86% the visible vascularisation of the malignant glioma enabled its exact localisation through. arteriography alone." (S. 513.)

Auch H ä u s l e r (1939) lenkt die Aufmerksamkeit auf die arteriographischen Merkmale der multiformen Glioblastome. Das vom Verfasser beobachtete Bild ist das von T ö n n i s beschriebene: unregelmäßig erweiterte Gefäße, manchmal mit Gefäßlücken, die sich im ganzen Tumor ausdehnen oder nur in einem Teil. Auch die normalen Gefäße waren, nach H ä u s l e r, erweitert.

Insgesamt, die Geschwulst wäre größer, als es aussieht, wenn man die Topographie dieser Gefäßveränderungen beobachtet. Anders gesagt, die Gefäßveränderungen und die Gefäßneubildungen wären nicht überwiegend peripherisch, wie der größte Teil der Verfasser annimmt. H ä u s l e r fand in seinem Material 70% dieser Fälle.

Im Jahre 1940 erschien eine umfassende Arbeit von L o r e n z, in der die Möglichkeit studiert wird, zu einer Differentialdiagnose zwischen Glioblastom, Meningeom und Sarkom zu gelangen.

Der Verfasser hat 45 Fälle multiformer Glioblastome geprüft. In 24, also in 53,3%, konnte er an den Arteriogrammen klare Kennzeichen eines Tumors beobachten. Diese 45 Fälle sind wie folgt untergeteilt:

Negativ	Gruppe I	Gruppe II	Gruppe III
21	4	12	8

Der Verfasser schreibt, bei der ersten Gruppe fände sich eine Partie, die etwas mit Kontrastmitteln angereichert erscheint. Und weiter: „In diesem Bereich befinden sich zarte Gefäßandeutungen. Es ist kein gut gezeichnetes Gefäßnetz, sondern man sieht kleinste stecknadelkopfgroße Gefäßchen, die in ihrem Verlauf nicht zu verfolgen sind." (S. 32.) Diese Zone des Arteriogramms nimmt ein „feinfleckiges, etwas verwaschenes Aussehen" (S. 32) an.

Der Gruppe II gehören Fälle an, deren Arteriogramme im Tumorgebiet Gefäßneubildungen zeigen, die wie feinste Spinnfäden aussehen, welche ohne Ordnung wirr durcheinander laufen.

Die Arteriogramme der Patienten aus Gruppe III zeigen auf dem Tumorgebiet einen Komplex eigener charakteristischer Gefäße, die spiralförmig um eine Nadel verlaufen, deren Kaliber sich nicht verjüngt, sondern gleich weit bleibt; die Umrisse dieser Gefäße sind weniger klar als jene der umliegenden Gefäße. Schließlich sind als besonderes Charakteristikum große Venengefäße sichtbar, die in der arteriellen Injektionsphase vom Kontrastmittel nicht sichtbar gemacht werden dürften. Das Auftreten dieser venösen Gefäße bei multiformen Glioblastomen spricht für die Anschauung, daß sich im Tumor Gefäßfisteln nach T ö n n i s bilden.

Die arteriographische Diagnose von Glioblastoma multiforme wird endlich von M o n i z in der Auflage 1941 von seinem Werk besprochen. Seine Schlußfolgerungen sind hauptsächlich aus den Studien seines Mitarbeiters A l m e i d a L i m a gezogen.

M o n i z schreibt (1940), daß bei den malignen Gliomen die Gefäße im Zentrum, wenn überhaupt sichtbar, spärlich und meistens in ziemlicher Distanz voneinander gelegen sind.

Die Anordnung der Gefäße in diesen Tumoren, besonders derer an der Peripherie, ist sehr charakteristisch. Die in den Arteriogrammen und Phlebogrammen sichtbaren Gefäße sind zart, können jedoch in ihrem ganzen Verlauf verfolgt werden. Die Venen sind größer als die Arterien und zeigen manchmal merkliche Erweiterungen. Als er das erstemal im Jahre 1934 von einem solchen Fall berichtete, lenkte er die Aufmerksamkeit auf ein feines Arteriennetz; dessen Komponenten sind zartkalibrig und verlaufen mehr oder weniger parallel. Die folgenden Fälle bestätigten diesen Befund. Die neugebildeten Gefäße verlaufen in fronto-occipitaler Richtung.

In gewissen Fällen haben die Gefäße ein anderes Aussehen und versehen einige Teile des Tumors mit reichlicher Blutzufuhr. Sie sehen manchmal wie kleine Blutseen aus.

Die Gehirnarterien sind zum Unterschied von dem Zustand bei Astrocytom und Meningeom nicht verlagert; nur das rückwärtige Stück der Pericallosa wird unsichtbar. Auch das Phlebogramm unterscheidet sich von dem der bisher beschriebenen Tumoren. Man sieht wie die Venen größtenteils in gleicher Richtung mit den Arterien und untereinander mehr oder weniger parallel verlaufen; außerdem bilden sie verschiedene Blutseen.

In seiner Gesamtausdehnung ist das Gefäßnetz im Gebiet der anormalen Arterienbildung leicht verschattet, aber diese Schatten sind diffus und mit denen im Meningeom nicht zu vergleichen. Er legt Gewicht auf die Tatsache, daß in diesen Tumoren jene Verlagerung der Arterien und Venen nicht vorhanden ist, die man im Meningeom und im Astrocytom sieht, da sich die Glioblastome in ihrem Wachstum in die Gehirnmasse infiltrieren. Ihre Vergrößerung ist eine vorwiegend peripherische, daher drängen sich die Tumorzellen zwischen die Gewebeteile der Nachbarschaft und legen sich um die Gefäße, denen sie begegnen, ohne sie zu verschieben.

Die gutartigen Tumore bilden mit ihrem zentralen Wachstum einen Block, der das umliegende Gewebe verdrängt, ohne darin einzudringen, und verlagern so die Arterien, auf die sie stoßen. In gleicher Weise ist die Integrität der Ventrikelform zu erklären, besonders in der Entwicklungsphase des Glioblastoms. Auch die Ausdehnung und Verbreitung dieser Tumore entspricht den Schwierigkeiten ihrer Lokalisierung mittels neurologischer Untersuchung.

Ein anderes angiographisches Detail, auf das zuerst Tönnis die Aufmerksamkeit gelenkt hat, scheint für die Glioblastome charakteristisch zu sein. Dieser Verfasser zeigte als erster während der Eingriffe das Auftauchen von arteriellem Blut in den Venen und, in der Folge, in 50% der Arteriogramme von Glioblastomen das Vorhandensein direkter Verbindungen zwischen Arterien und Venen. Diese arterio-venösen Kommunikationen konnten auch von Almeida Lima in den Radiogrammen ebenso wie beim Eingriff in Glioblastomfällen beobachtet werden.

Sorgo schreibt 1941, daß das charakteristische Bild des Glioblastoms veränderte Gefäßbezirke in Erscheinung treten läßt. In einem gewissen Prozentsatz der Fälle erkennt man das Glioblastom aus den Gefäßanomalien, welche meistens um die Nekrosezone lokalisiert sind. Es handelt sich um kleine Höhlungen mit gewundenem Gang von 1 bis 2 mm Diameter, auf welche Tönnis zum erstenmal die Aufmerksamkeit gelenkt hat, aber nach Tönnis zeigen nur 55 bis 60% der Glioblastome diese Merkmale.

Aus der Untersuchung von 18 Fällen beschließt Engeset (1944), daß man nur in 14 Fällen die Diagnose von multiformen Glioblastomen hätte stellen können. Bei den anderen vier waren nicht genügend arteriographische Elemente für eine Diagnose vorhanden. Er klassifiziert fast alle 14 Fälle im Schema von Lorenz, aber einige können nicht in die erwähnte Klassifikation eingereiht werden.

Wickbom (1948) hat die multiformen Glioblastome in fünf Gruppen eingeteilt: Die erste ist durch das Vorhandensein von dünnen Gefäßen charakterisiert, die, schwach mit Kontrastmitteln gefüllt, im Verlauf von wenigen Millimetern verfolgt werden können. In der zweiten Gruppe sind die charakteristischen Gefäße der ersten Gruppe noch vorhanden, aber das Lumen des Gefäßes ist noch unregelmäßiger, und zwar so sehr, daß von eigentlichen kleinen Aneurismen gesprochen werden kann. Die dritte Gruppe umfaßt die Arteriogramme mit erweiterten Gefäßen, die fast korkenzieherartig gewunden sind. Die vierte Gruppe enthält die Fälle, bei denen arterio-venöse Fisteln vorhanden sind. Die fünfte Gruppe umfaßt zahlreiche kleine, an der Peripherie neugebildete Fälle, mit einer mehr oder weniger ausgedehnten, nicht vaskulären Oberfläche, die vorwiegend aus nekrotischen Geweben besteht.

Unter den 167 Fällen von Glioblastomen waren bei 117 (etwa 70%) pathologische Gefäße vorhanden.

Die Diagnose von hochgradig vaskularisierten bösartigen Tumoren war bei ungefähr 55% der Fälle möglich, aber es ist in Betracht zu ziehen, daß bei 58 der 167 Fälle jegliche Autopsie- oder Operationsbestätigung fehlt; die Mehrzahl dieser 58 Fälle gehört zu den Gruppen III und IV.

T o r k i l d s e n (1949) hat in 52 Fällen von Glioblastomen 16 negative Fälle gefunden. Bei den verbleibenden 36 Fällen waren arterio-venöse Fisteln in 12 Fällen vorhanden. In 9 Fällen war eine Menge von neugebildeten Gefäßen zu sehen, manchmal in einer einzigen Zone, andere Male in mehreren Zonen im Innern des vom Tumor eingenommenen Raumes. In 14 Fällen hat der Verfasser eine den pathologischen Gefäßen parallele Anordnung gesehen; andere Male sind „vascular nodules" (4 Fälle) vorhanden. Eine Unregelmäßigkeit im Kaliber des vasalen Lumen ist in 19 Fällen gesehen worden.

Der Verfasser hat ein Vergleichsstudium zwischen arteriographischem und histologischem Befund gemacht, ohne zu einem genauen Ergebnis zu gelangen.

Sarkome.

L o r e n z berichtet 1940 am Schluß seines Werkes über vier Fälle von Gehirnsarkom. Die an diesen beobachteten Krankheitsbilder erinnerten nicht selten an Glioblastome und Meningeome. Trotzdem war eine kleine Unterscheidung von diesen beiden Tumorarten möglich.

Für das Bild eines Meningeoms sprachen in einem Fall die großen Gefäße mit den kleineren Verzweigungen, die den Tumor versorgten. Das Aussehen dieser einzelnen Zweige, das an jenes von Gefäßkonglomeraten mit unscharf umrissenen Wänden erinnert, spräche eher für ein Glioblastom.

„Das Sarkom besitzt sowohl deutlich nachweisbare Tumorgefäße, Darstellbarkeit von der Arteria carotis externa aus und diffus fleckige, fistulöse Gefäßzeichnung." (S. 59.)

H ä u s l e r (1939) hat in einem Fall von Sarkom ein besonderes Gefäßbild beobachtet: Von vielen größeren Zweigen entstehen zahlreiche dünnere Gefäßzweige.

Mit Bezug auf die obenangeführte Beobachtung von H ä u s l e r bestätigt T ö n n i s, daß er auch bei Sarkomen Anastomosen zwischen Arterien und Venen beobachtet hat. Aber die Bilder seien verschieden: Die Sarkome, besonders die bösartigen Meningeome, enthalten eine kleine Zahl von großen glattrandigen Gefäßen mit varikösen Erweiterungen.

In diesem Werk wird von sechs Fällen von Hirnsarkomen berichtet, die in eine einzige Gruppe vereinigt sind, da sie sehr ähnliche Merkmale aufweisen. Nur der Fall 1 hat ein weniger markiertes Gefäßbild.

Hirnmetastasen.

H e m m i n g s o n berichtet 1939 über sechs Arteriogramme metastatischer Gehirntumoren, darunter fünf Karzinome und ein Melanosarkom. In zweien (beide Ca-Metastasen) ergab sich ein charakteristisches angiographisches Bild. Der Verfasser schreibt: „In the arteriograms there is but a faint indication of a diffuse contrast coloration of the tumor, in the phlebograms there are annularly arranged, exceedingly slender irregular vessels in the periphery of the tumour, apparently corresponding to the vessels in the tumour capsule." (S. 515.)

H a a s und K o v á c s (1938) veröffentlichen einen Fall von multiplen Hirnmetastasen, von einem Luftröhrenkarzinom ausgehend, welcher, intra vitam, kein klinisches Symptom gezeigt hatte.

Die Arteriographie zeigte, außer der Verschiebung der Arterien, im centroparietalen Bereich die Gegenwart eines kugelförmigen mandarinegroßen Schattens mit bestimmten Rändern. An der Peripherie dieses ausgebreiteten Schattens sieht man dünne Gefäße.

In einem Radiogramm, welches eine Minute später gemacht wurde, war der Schatten verschwunden und die Verfasser schließen daraus, daß es sich nicht um eine Durchtränkung der Gewebe handelte, sondern der beobachtete Schatten „hängt von der Vaskularisation, vom Reichtum des Tumors an Kapillaren ab" (S. 185).

H ä u s l e r (1939) fand im Arteriogramm eines Kranken mit Hirnmetastase (von Luftröhrenkarzinom) ein Bild ähnlich dem Glioblastoma multiforme, von ihm beschrieben.

In besonderen Fällen können die Hirnmetastasen von bösartigen Tumoren, nach S o r g o, 1941, ein den Glioblastomen ähnliches Bild geben, besonders wenn sie eine eigene Tendenz zur Nekrose haben.

E n g e s e t (1944) erwähnt zwei Fälle von Ca-Metastasen. Bei einem führte das angiographische Bild zur Diagnose von Glioblastom; beim zweiten war die Diagnose mehr allgemein als „bösartiger Tumor" bezeichnet; es handelte sich um ein Adenokarzinom. Er hält es für richtiger, in solchen Fällen von „malignant tumors" zu sprechen.

W i c k b o m erörtert 24 kontrollierte Fälle von Metastasen, bei denen er häufig eine pathologische Vaskularisation gesehen hat, die wie bei den bösartigen Gliomen sichtbar war; manchmal erinnert die Disposition an die Gefäße bei den Meningeomen. Diese pathologische Vaskularisation war bei 12 der 24 Fälle vorhanden.

Der Verfasser lenkt die Aufmerksamkeit auf den Befund von 2 Fällen, bei denen, außer den gewöhnlichen pathologischen Gefäßen der Art I und II der bösartigen Gliome, auf dem Phlebogramm ein großes rundes Gefäß vorhanden war. Ein anderer Fall ergab das Bild, das an ein kleines arterio-venöses Aneurysma erinnerte.

Nach der Ansicht des Verfassers ist es nicht möglich, die verschiedenen Typen von Metastasen untereinander zu unterscheiden; vielleicht ergeben die Ca-Metastasen ein Bild, das mehr an das Meningeom erinnert.

Oligodendrogliome.

A l m e i d a L i m a berichtet in seiner Kasuistik über drei Oligodendrogliome, gibt aber nur von zweien eine genaue Beschreibung.

In den Radiographien ohne Kontrastmittel weist er auf die Bedeutung des Vorhandenseins von Verkalkungen für die radiologische Diagnose hin. Nicht selten haben diese Verkalkungen ein cerebriförmiges Aussehen.

Auch hier nimmt die A. carotidis externa an der Tumordurchblutung nicht teil.

Die arterielle Versorgung mit feinen und vielfältigen Arterien scheint ihm genügend charakteristisch und er mißt diesem Aussehen einen besonderen Wert bei. Die zwei Tumortypen, die zu einer Verwechslung Anlaß geben können (Astrocytome und Meningeome) besitzen eine arterielle Zirkulation von ziemlich großen Gefäßen; ihr Kaliber ist unregelmäßig, in den Astrocytomen bilden sie Blutseen, in den Meningeomen sind sie gewunden und gut abgegrenzt. Das Fehlen von Blutseen und eines diffusen und gut abgegrenzten phlebographischen Fleckes sind Erscheinungen, die die Oligodendrogliome von den Astrocytomen klar unterscheiden. Die Verwechslung mit den Meningeomen kann leichter geschehen. In einem seiner beiden mit Diagnose Meningeom operierten Fälle hätten sich die Möglichkeiten einer Differentialdiagnose dem Verfasser zufolge auf der Nichtteilnahme der A. carotis externa an der Tumordurchblutung gründen können. Die Tumorversorgung fällt im Arteriogramm wenig auf und wird von zahlreichen kleinen Gefäßen gebildet, die direkt von der A. cerebralis anterior und ihren Zweigen oder von den frontalen Zweigen der Sylvischen Gruppe auszugehen scheinen. Zum Unterschied von den Meningeomen beobachtet man weder eine einzige Arterie noch eine kleine Gruppe von wegen ihres Kalibers wichtigen Arterien, welche den Tumor speisen dürften. Diese Versorgung scheint eher durch eine kleine Anzahl feinstkalibriger Arterien zu geschehen, welche von sämtlichen Gefäßen ausgehen, die den Tumor umgeben.

In den Meningeomen zeigt die Arteriographie einen gut abgegrenzten arteriographischen Schatten, allerdings weniger ausgedehnt als der phlebographische (Zirkulation des Zentraltypus). In den Oligodendrogliomen sind die Grenzen des pathologischen Kreislaufes im Phlebogramm gut abgezeichnet, im Arteriogramm aber nicht zu verfolgen. Schließlich ist der phlebographische Schatten im ersten Phlebogramm sehr rein und gut abgegrenzt, verschwindet jedoch im zweiten, ganz im Gegenteil zu dem, was bei den Meningeomen eintritt, deren phlebographischer Schatten sich gemeinhin auch im dritten Radiogramm erhält.

Der Verfasser lenkt aber die Aufmerksamkeit auf die Eigenheit, daß die vorne gelegenen Meningeome über eine raschere Durchblutung verfügen als die in rückwärtiger Lage. Dies ist für die Differentialdiagnose ein negativer Umstand. Die von Moniz (1940) beobachteten Fälle von Oligodendrogliomen sind nur wenige. Deswegen beschränkt sich der Verfasser auf einige allgemeine Bemerkungen.

Er berichtet über zwei Fälle. In einem ist der Tumor ganz schwach durchblutet, man sieht nur einige kleine Gefäßchen. Im zweiten Fall sind kleine Gefäße zu sehen, die aus der Sylvischen Gruppe wie aus der A. cerebri anterior entspringen und zum Frontallappen hingehen, wo einige sich vereinen, andere sich entfernen, ohne jedoch wie in den Meningeomen Knäuelschatten zu hinterlassen. Keine von der Carotis externa herkommende Arterie speist den Tumor; keines der Gefäße läßt kleine Blutseen entstehen, wie sie in den Astrocytomen und manchmal in den Glioblastomen zu beobachten sind. Die

Merkmale der Phlebogramme der ersten und zweiten Phase erlaubten eine Differenzierung von den Meningeomen, und zwar: „Sich gut abhebender, kräftiger arteriographischer Fleck bei Meningeomen, durch kleine Arterien kaum angedeuteter bei Oligodendrogliomen." (S. 263.)

Hemmingson (1939) hat die Arteriogramme von sechs Fällen von Oligodendrogliomen aus der Klinik von Prof. Olivecrona untersucht. Er schreibt, daß ebenso wie bei den Astrocytomen „in none of these cases does the arteriogram show any vascularisation of the tumor" (S. 511). Der Verfasser kommt zum folgenden Schluß: „The typical vascularisation must therefore according to our experience cause one to suspect the tumour of being malignant." (S. 511.)

Engeset (1944) in seiner Kasuistik berichtet über drei Fälle von Oligodendrogliomen. Bei allen war das arteriographische Bild negativ; bei zweien war die Diagnose auf Grund der Anwesenheit von typischen Verkalkungen möglich.

Unter 19 Oligodendrogliomen von der Kasuistik von Wickbom (1948) zeigten drei gleichartige Gefäße, wie sie bei den Astrocytomen vom Verfasser beschrieben sind.

Meningeome.

Moniz und Almeida Lima versuchten als erste im Jahre 1929, Moniz und Pinto in demselben Jahre, einige bestimmte arteriographische Symptome festzulegen, um zur Diagnose der Meningeome zu gelangen. Eine auf nur eine Seite beschränkte plötzliche arterielle Ableitung sei ein Zeichen für die Existenz eines Meningeoms. In den Gliomen sind diese Symptome nicht so akzentuiert. Diese weisen eine Kurve von größerer Öffnung auf. So tendiert in den Tumoren der vorderen Schläfenlappenregion die von den Meningeomen hervorgerufene Ablenkung zur Vertikalen, während sie in den Gliomen das Aussehen einer schrägliegenden Kurve hat.

Ein anderes arteriographisches Symptom, das einigen Wert gewinnt: Falls es sich um ein Meningeom handelt, besonders bei Lokalisierung auf die Vorderzonen, ist das Netz der Carotis auf der gegenüberliegenden Seite deutlich sichtbar, nicht nur die Sylvische Gruppe, sondern auch die Cerebralis anterior, die Pericallosa und die Callosomarginalis.

Das wichtigste Symptom ist das folgende: In den Meningeomen ist eine zufällige Zirkulation zu bemerken, die sich aus dem System der Carotis externa herleitet; in den anderen Tumoren kann man diese Zirkulation nicht beobachten. Auch ist in den neugebildeten Gefäßen das Kontrastmittel zu sehen; man sieht die Flüssigkeit im Tumor im Stillstand (undurchsichtige Schatten), weil der zurückfließende Kreislauf sich im Meningeom unter größerer Schwierigkeit vollzieht als im gesunden Gehirn und in den anderen Tumoren.

Die folgenden Arbeiten von Moniz und seiner Schule brachten weitere Beiträge für die Erkenntnisse in der Differentialdiagnose der Meningeome. „Se a circulaçâo dos tumores é feita por um feixe de arteríolas delgadas que

a radiografia mostra, se se vêem manchas negras no local onde se perde
a imagem das paquenas artérias, podese diagnosticar um meningeoma."
(A l m e i d a L i m a, S. 135.)

In anderen Fällen ist die Zirkulation stärker und die Tumorzone wird von
einem gut sichtbaren arteriellen Netz mit Arterien von beachtlichen Dimen-
sionen angezeigt, ohne daß man jedoch einen Schatten der Kontrastflüssig-
keit in der Tumormasse erkennen könnte. In diesen Fällen muß man an
Astrocytome und ähnliches denken.

Die technischen Vervollkommnungen der folgenden Jahre erleichterten
die Differentialdiagnose weiterhin. E g a s M o n i z schrieb im Jahre 1934:
„On peut voir la circulation des tumeurs dans les films artériographiques
sous l'aspect d'un paquet d'artières plus ou moins minces, toujours bien des-
sinées. Ce paquet disparait parfois sous une tache noire qui est la circulation
du liquide opaque de la tumeur dans la phase capillaire. Il s'agit dans ces cas
des méningeomes." (S. 143.)

Der phlebographische Schatten erhält sich auch in Filmen, die zehn
Sekunden nach der Injektion aufgenommen wurden, ein Zeichen, wie langsam die Blutzirkulation des Tumors ist. Nach diesem Schatten kann man sich
eine Vorstellung von der Größe des Tumors selbst machen, was vom Gesichtspunkt des präoperativen Programms bedeutungsvoll ist.

Am Internationalen Pariser Kongreß im Jahre 1936 gab A l m e i d a
L i m a einige Eigentümlichkeiten über die Durchblutung der Meningeome
bekannt; er lenkte die Aufmerksamkeit auf die Tatsache, daß beide cerebralen Systeme der Carotis externa und interna bei der Durchblutung dieser
Tumore mitwirken können, und die Angiographie zeigt, wie die Mitwirkung
des einen oder des anderen Systems sehr verschieden sei für die Durchblutung dieser Tumore. Er teilte damals acht Fälle mit, in welchen die angiographische Symptomatologie die merkwürdigste war, und lenkte die Aufmerksamkeit auf einen ausgebreiteten Schatten, welcher der venösen und
kapillaren Durchblutung entsprach und welcher die Größe und die Grenzen
des Tumors hatte. In anderen Fällen hat er eine sehr beschränkte Tumorzirkulation beobachtet und er hat deutlich Gefäße mit großem Kaliber gesehen, welche über den Knochen die Tumordurchblutung mit den äußeren
Gefäßen in Verbindung setzen. Diese Beobachtungen wurden beim chirurgischen Eingriff bestätigt. Für den Neurochirurgen ist die Kreislaufausschaltung der Gefäße, die aus der Carotis externa kommen, leichter als die Blut-
ausschaltung der großen neugebildeten Gefäße, welche aus der Interna
kommen. Da nach dem Verfasser der Erfolg in der Behandlung der Meningeome insbesondere von der Möglichkeit der Kreislaufausschaltung abhängt,
denkt der Verfasser, daß die Kenntnis der zwei Durchblutungstypen von
großer Wichtigkeit für die Prognose sein kann. Die Prognose ist viel gün-
stiger, wenn die Tumordurchblutung überwiegend von der Carotis externa
abhängt.

A l m e i d a L i m a bespricht 1938 in seiner großen Monographie weit-
gehend die arteriographischen Charakteristika, auf die man die radiologische
Meningeomdiagnose gründen kann.

Er schreibt: „O diagnóstico préoperatório é, por vezes, bem diferente, pois na realidade, sem o emprêgo da angiografia cerebral, é impossível, em muitos casos, afirmar com segurança se se trata de un meningioma." (S. 124.)

Die Meningeome haben ihren Ursprung in den Geweben und befallen die vom System der A. carotis externa gespeisten Strukturen (Dura mater, Knochen); sie stehen in innigem Zusammenhang mit den vom System der A. carotis interna gespeisten Geweben. Der Tumor erhält so seine Durchblutung von diesen beiden Systemen. Eine Prüfung der Arteriogramme zeigt klar, daß an der Durchblutung der Neubildung Gefäße mit teilnehmen, die von der A. meningea, von der Diploë oder von der Pericrania herkommen (System der A. carotis externa) sowie von den Arterien der Sylvischen Gruppe oder der A. cerebri anterior (System der Carotis interna).

Die chirurgische Erfahrung zeigt dann den wechselnden Ursprung der Meningeomarterien. Schon die einfache Untersuchung zeigt häufig eine A. temporalis superficialis, die stärker von seiten der Neubildung entwickelt ist, und wenn man den osteoplastischen Rand aufhebt, bemerkt man eine große Zahl arterieller und venöser Gefäße, welche die innere Lamelle durchqueren, um zur Durchblutung der Neubildung beizutragen. Diese Versorgung kann sehr reichlich sein, so daß das Abheben des Knochenrandes das Leben des Patienten in Gefahr bringen kann, indem häufig der Eingriff unterbrochen werden muß.

Das Verhältnis, in dem die verschiedenen Arterienabschnitte zur Tumorversorgung beitragen, wechselt beträchtlich von Fall zu Fall. A l m e i d a L i m a hat in seiner chirurgischen Erfahrung bedeutende Unterschiede in der Durchblutung bei den verschiedenen Fällen von Meningeomen beobachtet. Sicherlich hatten andere Chirurgen mit einer viel größeren Anzahl von Fällen Gelegenheit zu der gleichen Beobachtung, aber da sie weniger vertraut mit den Eigentümlichkeiten der Schädelzirkulation waren, gaben sie diesem Umstand nicht die grundlegende Bedeutung, die ihm dem Verfasser zufolge in der Durchblutung der Meningeome zukommt. Er macht mit folgenden Worten darauf aufmerksam: „Nunca a êle vimos uma referência consciente, embora tenhamos percorrido as principais publicaçôes dos ‚leaders‘ da moderna neuro-cirurgia." (S. 127.)

Bei Betrachtung einer Serie von Radiogrammen über Meningeome bemerkt man, daß in verschiedenen Fällen die Durchblutung hauptsächlich auf Kosten der Arterien geschieht, welche von Gehirngefäßen ausgehen, also vom System der A. carotis interna. Die Arteriographie dieser Fälle zeigt ein bedeutendes Netz neugebildeter Gefäße, dessen Zusammenhänge mit den normalen oder vom Vorhandensein des Tumors deformierten Gehirnarterien klar zu sehen sind. Die Phlebographie zeigt außer einer Vermehrung der peritumoralen Venenzirkulation einen für die Meningeome charakteristischen diffusen Schatten, welcher der Form und dem Volumen der Neubildung in jeder Weise völlig entspricht und durch das Vorhandensein vom Kontrastmittel hervorgerufen ist, das aus der Carotis interna kommend sich für den Augenblick im Vaskularnetz der Neubildung festsetzt. Diese arteriographischen Charakteristika sind genügend typisch, um die Behauptung zuzulassen, es handle sich um ein Meningeom. Auf Grund der Charaktermerkmale der Blutversorgung klassifiziert A l m e i d a L i m a die Meningeome in drei Gruppen:

1. Ausschließlich oder hauptsächlich vom System der A. meningea media oder extrakranial (Temporalis superficialis) gespeiste Tumoren. Durchblutung in erster Linie durch das System der A. carotis externa.

2. Ausschließlich oder hauptsächlich vom System der Gehirnarterien gespeiste Tumoren; Durchblutung ausschließlich oder vorwiegend aus dem System der A. carotis interna.

3. Tumore, an deren Durchblutung in gleicher Weise Arterien teilnehmen, die von der Sylvischen Gruppe, von der A. cerebri anterior und von den A. meningeae und extracranialis kommen. Versorgung teils aus dem System der Carotis interna und externa.

A l m e i d a L i m a hat 1938 die Beschreibung der Angioarchitektonik der Meningeome versucht. Er schreibt, die Gefäße der Meningeome hätten immer eine in ihren Hauptzügen ähnliche Anordnung: Die Arterien scheinen sich im Tumorzentrum immer reichlich zu verzweigen und einen großen Teil der peripheren Zone zu durchlaufen, ohne sich nennenswert zu teilen. Vom Zentrum der Neubildung ausgehend entwickelt sich ein reichliches und gut ausgebautes Arterien- und Kapillarnetz, das dann an der Oberfläche des Tumors in große Venenstränge übergeht. Wir haben also eine vorwiegend arterielle Zentralzone und eine vorwiegend venöse Außenzone. Der Autor schließt daraus, daß die Arterien, welche imstande sind, ein radiographisches Bild zu geben, einander vor allem im Zentrum der Neubildung begegnen, während die großen Venenstränge an der Peripherie sichtbar sind.

Der Verfasser gründet die Differentialdiagnose hauptsächlich auf der Unterscheidung zwischen Meningeomen und Astrocytomen, weil beide ein allgemeines Zirkulationsbild gutartiger Tumore aufweisen. In einigen Meningeomfällen sieht man ganz deutlich die Zirkulation im Zentrum stärker als an der Peripherie, so daß ein Durchblutungstypus zustande kommt, der als zentrales Wachstum vom Verfasser als charakteristische Eigenschaft der gutartigen Tumore beschrieben wurde. Und dann ist die größere Zirkulationsintensität im Zentrum, Anlaß und Zeichen eines zentrifugalen Wachstums, mehr ein allgemeines Charakteristikum der Meningeome, wenngleich ebenso der Astrocytome.

Die venöse Entlastung der Meningeome geschieht im allgemeinen mittels der großen Venen, meist in geringer Anzahl. Diese Gefäße verlaufen für ein Stück in der Tumorkapsel, dann münden sie in die abnormal erweiterten Cerebral- oder Meningealvenen. Der Verfasser schreibt: „A presença, na flebografia, de duas ou très grossas veias, em general fazendo uma curva, como que limitando uma zona de circulaçâo patológica, é bastante carracteristica dos meningiomas." (S. 138/139.)

In den Astrocytomen sind die Venen gewöhnlich kleiner und zahlreicher und treten direkt in die Neubildung ein, ohne den in den Meningeomen häufig beobachteten Kapseldurchgang.

In einigen Fällen kann das Vorhandensein einer sehr erweiterten Meningealvene, gewöhnlich eine der Venen, welche die A. meningea media begleiten, ein bedeutsames Symptom sein, auf das man in den Astrocytomen nicht stoßen kann. Der Verfasser erklärt jedoch, über keine genügende Zahl von Fällen zu verfügen, um diesem angiographischen Detail einen besseren Wert zuschreiben zu können.

„Die Augenscheinlichkeit der Mitwirkung von Gefäßen aus der Carotis externa an der Tumorzirkulation gibt beinahe die Sicherheit, daß es sich um ein Meningeom handelt." (S. 139.)

Der Verfasser hält das Auftreten der Temporalis superficialis (Injektion der Carotis communis) für bedeutungsvoll und schreibt: „Se assim fôr, e alguns dos nossos casos parecem prová-lo, o aparecimento da temporal superficial logo no primeiro filme angiográfico seria um sinal importante para o diagnóstico dos meningiomas." (S. 140.)

Zusammenfassend zählt A l m e i d a L i m a als angiographische Zeichen der Meningeome auf:

A. Hinsichtlich des Allgemeinbildes der Tumorzirkulation:

1. Zirkulation im Zentrum stärker als an der Peripherie.

2. Größte Wahrscheinlichkeit einer Meningeomdiagnose, wenn die normalen Gefäße für eine mehr oder weniger lange Strecke mit dem oberen longitudinalen Sinus sich in Verbindung setzen.

B. Hinsichtlich des venösen Zirkulationsbildes:

1. Vorhandensein voluminöser Venen in geringer Zahl, welche den diffusen Fleck der tumoralen Durchblutung bilden.

2. Meningealvenen erweitert.

C. Hinsichtlich des arteriellen Zirkulationsbildes:

1. Feststellung der Teilnahme von Arterien des Systems der Carotis externa an der Tumorversorgung.

2. Symptom der Temporalis superficialis und der Meningea media.

L ö h r und J a k o b i schreiben (1934), daß die Differentialdiagnose besonders für diejenigen Meningeome gelte, welche sehr reich an Gefäßen und arteriographisch erkennbar sind.

H e m m i n g s o n berichtet 1939 über zehn Fälle von Meningeomen, von denen nur zwei in den Arteriogrammen eine charakteristische Gefäßbildung zeigten (Injektion der Carotis interna allein). In einem Fall handelte es sich um ein Meningeom der Konvexität, in einem anderen um ein Meningeom des Olfactorius; in beiden Fällen wurde ein diffuser, undurchsichtiger Schatten beobachtet, der in den Phlebogrammen deutlicher sichtbar war. Das Meningeom der Konvexität zeigte Arterien, die den Tumor umgaben; in einem anderen Fall war das das einzige Zeichen für das Vorhandensein pathologischer Gefäße.

M a c k (1939) schreibt, daß die Meningeome mehr oder weniger vaskularisiert sein können. Wenn ein abnormal reicher Gefäßkomplex in der Nähe der Falx beobachtet wird und auch in der anterio-posterioren Projektion zum Vorschein kommt und „die vermehrten Gefäße nicht abnorm weit sind und keine pathologischen Schichtungen aufweisen“ (S. 172), soll an ein parasagittales Meningeom gedacht werden. Diese Meningeome sind die reichsten, während die Meningeome der Schädelbasis weniger reich sind. So ist es möglich, „im Bereich der mittleren Schädelgrube Meningeome sehr häufig als gefäßleere Bezirke“ (S. 172) zu beobachten.

L o r e n z findet 1940 in den Arteriogrammen von Meningeompatienten sehr wichtige und charakteristische Daten. Er hat Gefäße beobachtet, die gegen die Tumorzone laufen und deren Durchmesser dem der anderen Gefäße des Arteriogramms ähnlich ist, die jedoch als eigene Tumorgefäße betrachtet werden müssen, da sie normal nicht der untersuchten Zone zugehören; im allgemeinen umgeben sie die vom Tumor eingenommene Gegend krallenförmig, so daß sie gut abgegrenzt ist. Von diesen Gefäßen gehen kleinere aus, die den peripherischen Teil des Tumors versorgen.

Manchmal ist das Meningeom unter dem Arteriogramm als eine undurchsichtige, fleckenhafte Verschattung zu erkennen, deren Ausdehnung der Ausdehnung des Tumors entspricht, die aber „im Gegensatz zum Glioblastom gut gegen die Umgebung abgegrenzt ist“ (S. 48).

In diesem Fall muß man auf die regelmäßige Form dieser Gefäßneubildungen achten, auf ihre Ausdehnung und auf ihren Ursprung. Da es jedoch nach L o r e n z vorteilhaft ist, eine Injektion in die A. carotis externa vorzunehmen, kann daraus hervorgehen, daß ein Teil der Tumorversorgung möglicherweise durch die Meningea media oder durch die Temporalis superficialis erfolgt, ein klarer und charakteristischer Unterschied gegenüber den Glioblastomen.

M o n i z hält sich in seiner Abhandlung (1940), was die Natur der Meningeome betrifft, strikt an die Daten seines Schülers A l m e i d a L i m a, ohne Neues beizutragen.

Er folgt auch der von A l m e i d a L i m a vorgeschlagenen Klassifikation der Meningeome.

D y e s (1941) betont, daß die Meningeome von der A. carotis externa versorgt werden können. Wenn dieser Umstand festgestellt werden kann, handelt es sich mit großer Wahrscheinlichkeit um ein Meningeom. Falls aber der Tumor von einem Zweig der Hirngefäße versorgt wird, muß man in Betracht ziehen, daß der Ausgangspunkt des Tumors im Hirn liegt. Man muß jedoch bei diesem Urteil vorsichtig sein. Ist nämlich der Schatten sehr tief im Hirngewebe, handelt es sich mit großer Wahrscheinlichkeit um ein Gliom. Liegt aber der Schatten in der Nähe der Peripherie, kann es sich ebensogut um ein Meningeom handeln.

Im Jahre 1944 studierte E n g e s e t unter diesem Gesichtspunkte zehn Fälle von Meningeomen, in zwei von denen das angiographische Röntgenbild nahezu negativ war. Der Verfasser besteht auf der Notwendigkeit, die Carotis externa zu injizieren, um ein genaues Bild der den Tumor durchblutenden Gefäße zu haben.

Nach W i c k b o m (1948) ist der bekannteste und vielleicht charakteristischeste Befund bei Meningeomen eine rundförmige Anhäufung des Kontrastmittels in der Kapillarphase mit homogenem Aussehen und meistens deutlich abgegrenzt. Ein solches Bild ist praktisch für ein Meningeom charakteristisch, obwohl es mit einem etwas unregelmäßigeren Aussehen auch bei den Gehirnmetastasen zu finden ist. In verschiedenen Fällen ist kein pathologisches Gefäß im Arteriogramm gefunden worden.

Diese Fälle gehören zur I. Gruppe der Klassifizierung von W i c k b o m.

Zur II. Gruppe gehören die Arteriogramme mit reichlichen kleinen Gefäßen im Innern einer deutlich abgegrenzten Fläche. Diese Gefäße haben nicht selten eine vielmehr uniforme Anordnung: Sie können noch in der venösen Phase injiziert werden.

Der dritte Typus ist durch dünne Gefäße charakterisiert, die längs der Peripherie des Tumors laufen, im Innern desselben man dagegen eine größere Anzahl kleiner, dünner Gefäße beobachtet.

In 13 von 39 Fällen war es nicht möglich, pathologische Gefäße zu erblicken, aber bei 12 von diesen wurde nur die innere Karotide injiziert.

Derselbe Verfasser hat in einigen Fällen eine Arterie beobachtet, die in einem weitstrahlenden Bogen zur Peripherie des Tumors läuft.

Astrocytome.

In der histopathologischen Studie über die Gefäßverteilung in Gliomen legen E l s b e r g und H a r e (1932) zwei Tumorformen zusammen, die vom klinischen Gesichtspunkt ein verschiedenes Verhalten zeigen: die klinisch gutartigen Astrocytome und die klinisch bösartigen Medullablastome. Vom Standpunkt der Gefäßverteilung verhalten sich diese beiden Typen analog.

„In den Astrocytomen und Medullablastomen wurde die größte Zahl von Blutgefäßen in den zentralsten Teilen des Gewächses gefunden. Die weiße Substanz, die die äußersten peripherischen Zonen der Neubildung umgibt, also das Gehirngewebe unmittelbar außerhalb dessen, was reiner Tumor ist, enthielt eine verhältnismäßig kleine Zahl von Blutgefäßen. Im Durchschnitt wurden nur zwei bis vier in jedem mikroskopischen Feld gefunden. Die Zahl der Blutgefäße in den peripherischen Teilen des Tumors war beinahe immer entschieden höher als die im umliegenden Gehirn gefundene. Es befand sich eine auffallend große Anzahl von Gefäßen im tieferen und zentraleren Teil des Gewächses. Derart waren nicht selten 20 bis 30 oder auch mehr Gefäße in den Feldern dieses Teiles des Untersuchungsobjektes zu finden." (S. 223.)

A l m e i d a L i m a schreibt (1938), daß in den Astrocytomen die Durchblutung mittels fast immer voluminöser Arterien hergestellt wird, die in geringer Zahl auftreten; man kann in der Arteriographie häufig sehen, daß nicht selten nur eine einzige Arterie den Tumor speist.

Die völlig zystischen Tumore verhalten sich angiographisch wie Tumore ohne sichtbare neoplastische Durchblutung und werden erst durch die Verlagerung der Arterien wahrnehmbar.

Die gänzlich kompakten Astrocytome und jene mit einem neoplastischen Knötchen von nennenswertem Ausmaß zeigen häufig eine gut sichtbare Blutzirkulation.

Als gemeinsames Charaktermerkmal aller Gliome haben nur die Arterien der A. carotis interna an der neoplastischen Zirkulation Anteil. So trifft man auf keinen diffusen phlebographischen Schatten, wie er hingegen in den Meningeomen zu sehen ist.

Diese angiographischen Merkmale, nämlich das Fehlen einer neoplastischen Zirkulation, die von der A. carotis externa abhängig wäre, das Fehlen eines diffusen phlebographischen Schattens und die Unregelmäßigkeit des Arterienkalibers, trifft man in allen Fällen von Astrocytomen mit sichtbarer Zirkulation an, aber sie sind für die Astrocytome nicht charakteristisch, sondern können auch in bösartigen Formen vorgefunden werden; allerdings sind sie allgemeine Charaktermerkmale aller Gliome.

Zusammenfassend gibt A l m e i d a L i m a für alle gutartigen Tumore folgende gemeinsame angiographische Charaktermerkmale an:

1. Starke Verlagerung der Arterien.

2. Zentraler Zirkulationstypus.

3. Nichtvorhandensein direkter arterio-venöser Verbindungen.

Als charakteristische Zeichen der Astrocytome werden vermerkt:

1. Starke Divergenz zwischen der Ausdehnung des sichtbaren Zirkulationsgebietes und der durch den Tumor hervorgerufenen Ablenkung der Arterie.

2. Vorhandensein unregelmäßiger Flecken unter Bildung kleiner Blutseen.

3. Neoplastische Gefäße mit gewundenem und unregelmäßigem Übergang die manchmal aussehen, als ob sie sich um sich selbst winden würden.

Zum Schlusse schreibt er: „Das angiographische Bild der Astrocytome ist hauptsächlich durch die beiwirkenden Zeichen der gutartigen Tumore (große arterielle Verschiebung, zentrale Durchblutung) und das Aussehen, welches allen Gliomen gleich ist (hauptsächlich vom Fehlen eines verbreiteten Fleckens in der Phlebographie), charakterisiert." (S. 82.)

H e m m i n g s o n hat 1939 in seinen Fällen von gutartigen Tumoren eine charakteristische Gefäßbildung des Tumors nicht bemerkt.

Die Kasuistik von M o n i z enthält vier Fälle von gutartigen Astrocytomen. Das Bild ist genügend gleichartig: In einem Falle (XIV, S. 236) „sieht man im hinteren Teil der Stirngegend ein kleines abnormes Gefäßnetz und ein Tiefliegen der Sylvischen Gruppe" (S. 236).

Im zweiten Fall (XV) „sieht man im hinteren Abschnitt des Stirnlappens ein kleines abnormes Gefäßnetz fast neben der Mittellinie, das zwar wenig ausgesprochen ist, aber doch die Eigenschaften der Astrocytome erkennen läßt" (S. 239).

Der dritte Fall (XVI) zeigt „ein von feinen Arterien gebildetes kleines Gefäßnetz, das aus den genannten Gefäßen stammt und einige kleine Seen bildet, wie es für Astrocytome charakteristisch ist" (S. 240).

Der vierte Fall zeigt ein Bild, welches den vorherbeschriebenen ähnlich ist. M o n i z beschreibt auch das arteriographische Bild einiger bösartiger Astrocytome und einiger Astrocytome, welche Übergangsformen zu den bösartigen Tumoren darstellen.

E n g e s e t (1944) berichtet über acht Fälle von Astrocytomen. Das charakteristische Bild der Astrocytome ist nach diesem Verfasser eine markierte Verlagerung der normalen Gefäße und das Fehlen einer Durchblutung im Inneren des Tumors. Diese Tumore, welche oft bedeutende Ausmaße erreichen, führen oft eine Verlagerung der Gefäße halbkreisförmig mit langen Kurven herbei.

W i c k b o m (1948) hat unter 45 Fällen von Astrocytomen zwei Fälle mit dünnen, kurzen und manchmal unregelmäßigen Gefäßen gefunden, die in einem Falle in der venösen Phase, in einem anderen in der arteriösen Phase gesichtet worden sind. Bei einem anderen Fall von Astrocytom hat der Verfasser ein arteriographisches Bild beobachtet, das dem der Metastasen oder der Meningeome gleicht.

Cholesteatome.

In der Literatur findet man keine Angaben über die Möglichkeit, mittels der Hirnarteriographie eine Differentialdiagnose zwischen Cholesteatomen und anderen Formen von Hirntumoren zu stellen.

Der Befund ist immer negativ und ist durch die vollständige Abwesenheit von jeglicher Vaskularisierung in der Tumorzone charakterisiert, sei es im zentralen wie im peripherischen Gebiet. Die Verlagerung der normalen Gefäße ist in jedem Fall sehr betont. Die in dieser Arbeit studierten Fälle sind fünf, das heißt 2,5% von der totalen Kasuistik, die in einer einzigen Gruppe gesammelt sind.

Material und Studienmethoden.

Das für das Studium dieses diagnostischen Problems benützte Material besteht aus einem Komplex von 203 Fällen; alle sind histologisch untersucht worden und auf diesen Untersuchungsergebnissen ist die Klassifizierung aufgebaut. Die histologische Diagnose fehlt nur bei einigen Fällen von Gehirnmetastasen. Es handelt sich aber um Fälle, bei denen das Vorhandensein eines Gehirntumors eindeutig feststand und bei denen das Vorhandensein eines primären Tumors histologisch untersucht worden war.

Auf Grund der histologischen Untersuchung kann das Material wie folgt klassifiziert werden:

Glioblastome	72
Meningeome	56
Astrocytome	31
Oligodendrogliome	16
Hirnmetastase	17
Cholesteatome	5
Sarkome	6
	203

Das ganze Material besteht aus Arteriogrammen. In allen Fällen sind zwei Projektionen ausgeführt worden, eine laterale und eine a. p.

Phlebogramme sind nicht verfertigt worden; das soll nicht bedeuten, daß wir dieser Methode diagnostischer Untersuchung keinen Wert beimessen; wir sind im Gegenteil der Meinung, daß diese Methode von größter Bedeutung sei und, weiterentwickelt (Kinematographie nach L y s h o l m), die bemerkenswertesten Vorteile für die Erleichterung der Charakterdiagnose mit sich brächte.

Alle Arteriogramme sind hinsichtlich der Charakteristika der vorhandenen pathologischen Gefäße einzeln beschrieben. In der Beschreibung wurden einzelne Punkte besonders hervorgehoben, und zwar:

a) Verteilung der pathologischen Zirkulation im Tumorgebiet.

b) Eigentümlichkeiten der Begrenzung der neoplastischen Durchblutung.

c) Nichtvorhandensein von Gefäßen in der Neubildungszone.

d) Eventuelle Orientierung der Gefäße im Tumorgebiet.

e) Arterio-venöse Fisteln und Blutseen.

f) Ausdehnung der pathologischen Gefäße.

g) Die Beziehungen zwischen der Verlagerung der Normalgefäße und der Ausdehnung der pathologischen Gefäße.

Auf Grund einer solchen Untersuchung von 203 Fällen von Gehirntumoren verschiedener Arten glaube ich, einige arteriographische Bilder pathologischer Gefäße fixieren zu können, die als „morphologische Einheiten" betrachtet werden können:

1. Im Tumorbezirk sind einige Kapillare und eine geringe Anzahl etwas größerer Gefäße zu sehen, die gerade oder geschlängelt verlaufen. (Als „Kapillare" bezeichnen wir, arteriographisch, die feinsten Gefäße, die noch einzeln im Röntgenbild sichtbar sind.)

2. Im Tumorbezirk ist ein Kapillarnetz mit mehr oder weniger weiten Maschen vorhanden, die kleinen Gefäße zeigen ein fast immer gleichmäßiges Kaliber, manchmal mit paralleler Orientierung („fibrilläre Schatten").

3. Im Tumorbezirk ist eine Anhäufung von kleinen, rosenkranzförmigen granulären Schatten zu sehen, die von einem Übergreifen des Tumors auf die Gefäße herrührt, oder von dem Vorhandensein echter kleiner Blutseen. (Als *granuläre Schatten* bezeichnen wir röntgenologisch die Schatten, die sehr leicht als aus kleinen oder mittleren Punkten bestehend zu erkennen sind.)

4. Blutseen von gewisser Größe.

5. Große, undurchsichtige, (meistens) homogene Schatten wie bei Aneurysmen.

6. Arterio-venöse Fisteln.

Diese arteriographischen „morphologischen Einheiten" sind nach verschiedenen Gesichtspunkten untersucht worden, und zwar:

a) ob sie den ganzen Tumorbezirk einnehmen,

b) ob sie nur die Peripherie umfassen,

c) ob ihre Grenzen scharf sind,

d) ob ihre Grenzen unscharf sind und

e) ob irgendwelche große Gefäße die Peripherie der pathologischen Zone abgrenzen.

Tabelle 4. *Unterteilung des Materials auf Grund des Sitzes des Tumors.*

Art des Tumors	Frontal	Temporal	Fronto-temporal	Parietal	Fronto-parietal	Parieto-temporal	Occipital	Temporo-occipital	Parieto-occipital	Zentral	Diffus	Intraven-triculär	Anzahl der Fälle	
Multiforme Glioblastome														
I. Gruppe	5 31,25%	4 25,00%	—	1 6,25%	1 6,25%	2 12,50%	2 12,50%	1 6,25%	—	—	—	—	16	
II. Gruppe	4 26,66%	8 53,33%	—	—	1 6,66%	2 13,33%	—	—	—	—	—	—	15	
III. Gruppe	4 22,22%	5 27,77%	—	—	1 5,55%	3 16,66%	1 5,55%	3 16,66%	—	—	1 5,55%	—	18	
IV. Gruppe	4 20,00%	8 40,00%	1 5,00%	2 10,00%	1 5,00%	3 15,00%	—	—	—	—	1 5,00%	—	20	
V. Gruppe	1 33,33%	—	1 33,33%	1 33,33%	—	—	—	—	—	—	—	—	3	72
Sarkome														
I. Gruppe	2 33,33%	—	—	1 16,66%	1 16,66%	1 16,66%	—	—	1 16,66%	—	—	—	6	6
Hirnmetastase														
I. Gruppe	5 35,71%	1 7,14%	1 7,14%	4 28,57%	1 7,14%	—	—	1 7,14%	—	—	—	1 7,14%	14	
II. Gruppe	1 33,33%	—	—	1 33,33%	—	—	1 33,33%	—	—	—	—	—	3	17
Oligodendrogliome														
I. Gruppe	2 33,33%	1 16,66%	—	2 33,33%	1 16,66%	—	—	—	—	—	—	—	6	
II. Gruppe	5 50,00%	1 10,00%	1 10,00%	2 20,00%	1 10,00%	—	—	—	—	—	—	—	10	16

	1	2	3	4	5	6	7	8	9	10	11	12		
Meningeome														
I. Gruppe	1 10,00%	7 70,00%	—	2 20,00%	—	—	—	—	—	—	—	—	10	
II. Gruppe	3 60,00%	—	—	1 20,00%	1 20,00%	—	—	—	—	—	—	—	5	
III. Gruppe	8 33,33%	2 8,33%	—	8 33,33%	1 4,16%	—	4 16,66%	1 4,16%	—	—	—	—	24	
IV. Gruppe	3 23,07%	4 30,76%	1 7,69%	2 15,38%	—	1 7,69%	2 15,38%	—	—	—	—	—	13	
V. Gruppe	—	—	1 25,00%	2 50,00%	—	1 25,00%	—	—	—	—	—	—	4	56
Astrocytome														
I. Gruppe	7 24,13%	9 31,03%	—	5 17,24%	4 13,82%	1 3,45%	1 3,45%	—	—	2 6,90%	—	—	29	
II. Gruppe	—	—	—	1 50,00%	1 50,00%	—	—	—	—	—	—	—	2	31
Cholesteatome	2 40%	2 40%	1 20%	—	—	—	—	—	—	—	—	—	5	5
	57	52	7	35	15	14	11	6	1	2	2	1		203

Außerdem sind auch die Veränderungen der normalen Gefäße und das Ausmaß von deren Verschiebung untersucht worden.

Das Vorhandensein einiger dieser morphologischen Einheiten (z. B. arterio-venöse Fisteln) oder das Überwiegen der einen oder der anderen kann, innerhalb gewisser Grenzen, die eine oder die andere Form des Tumors charakterisieren.

Diesen Gesichtspunkten folgend ist das ganze Material, das einem histologischen Tumorentyp angehört, in Untergruppen eingeteilt worden. Jede Gruppe umfaßt die Arteriogramme, welche ein vaskuläres Bild mit ähnlichen charakteristischen Merkmalen darstellen. Auf den folgenden Seiten ist diese Einteilung vorgeschlagen.

Multiforme Glioblastome.

Unser Material besteht aus 72 Fällen. Die Untersuchung nach den vorher erwähnten Richtlinien gibt uns die Möglichkeit, zu folgender Klassifizierung zu gelangen:

I. Gruppe.

Arteriogramme, bei denen nur eine Verschiebung der normalen Gefäße vorhanden ist und bei denen der Tumorbezirk vollständig gefäßarm ist, also *absolut negative Fälle.*
Diese Gruppe umfaßt 16 Fälle.

II. Gruppe.

Arteriogramme, bei denen die Verschiebung der normalen Gefäße noch vorhanden ist, aber bei denen sich im Tumorbezirk einige kleine Gefäße finden, deren Kaliber größer ist als das der Kapillare. Sie verlaufen ohne Orientierung wellen- und bogenförmig. Meistens handelt es sich um neugebildete Gefäße.
Also sind es „*relativ negative Fälle*". Deshalb negative Fälle, weil ihr arteriographisches Bild für eine genaue Diagnose unzureichend ist. Diese Gruppe besteht aus 15 Fällen.

III. Gruppe.

Im Tumorbezirk sind viele neugebildete Kapillare zu sehen, die verschiedene Einstellung aufweisen. Häufig ist das Vorhandensein eines Kapillarnetzes mit mehr oder minder gleichmäßig großen Maschen. Wenn ein Netz vorhanden ist, umfaßt es nicht den ganzen Tumorbezirk. Charakteristisch ist ein gewisser Parallelverlauf der Kapillare, die in einem verdickten Ende zusammenlaufen. (In einem Falle in konvergierender Richtung zu einer zentralen Zone.) (Abb. 5 und 6[1].) Die pinselartigen Erscheinungen nach A l m e i d a L i m a sind manchmal gut zu sehen (Abb. 8). Daß eine gewisse Orientierung dieser Kapillare vorhanden ist, beweist die Tatsache, daß in einigen Fällen das Bild bei A. P. und bei seitlicher Aufnahme verschieden ist (Abb. 9 und 10).

---

[1] Abb. 4—67 befinden sich nach dem Literaturverzeichnis.

Eine weitere Charakteristik dieser Kapillare ist die geringe Größe der Schlingen und Wellen, so daß die Figur entsteht, die L o r e n z als Korkzieher bezeichnet hat.

Diese Gruppe umfaßt 18 Fälle.

IV. Gruppe.

Im Tumorbezirk sind viele kleine granuläre Schatten zu sehen, nebeneinander gelegen, mit runder oder ovaler Form. Diese granulären Schatten können in zwei verschiedenen Arten auftreten: 1. Entweder handelt es sich (besonders im Fall von kleinsten Schatten) um Gefäße, die in ihrem Verlauf Abschnitte mit sehr viel Kontrastmitteln und Abschnitte ohne Kontrastmittel aufweisen. In diesem Fall erhalten wir ein Bild von rosenkranzartiger Gestalt. 2. Oder es handelt sich, besonders im Falle von größeren Schatten (bis Linsengröße und mehr), um echte Blutseen im Innern des Tumors.

In vielen Fällen ist im Innern des Tumors eine Neigung zu einer Gruppierung dieser Schatten an der Peripherie des Tumors vorhanden. Manchmal ist dieses Bild von kleinerer, manchmal von größerer Ausdehnung. Bei zwei Fällen ist das rosenkranzförmige Aussehen ganz augenscheinlich (Abb. 15, 20 und 21).

Neben diesen granulären Schatten sind auch Kapillare zu beobachten, ähnlich denen der letzten Gruppe, aber das vorwiegende Bild ist immer das der granulären Schattierung.

Zu dieser Gruppe gehören 20 Fälle.

V. Gruppe.

Das Kontrastmittel erscheint im Tumorbezirk als ein diffuser homogener Fleck, wie z. B. bei einigen Formen von arterio-venösen Aneurysmen.

Zu dieser Gruppe gehören drei Fälle.

Sarkome.

Diesem Typ von Tumoren gehören sechs Fälle an, die in einer einzelnen Gruppe gesammelt wurden. Alle Fälle zeigen charakteristische Merkmale, die teilweise der Gruppe der Glioblastome, teilweise der Gruppe der Meningeome angehören (s. Beschreibung im Text).

Hirnmetastasen.

Diesem Tumortypus gehören 17 Fälle, welche in zwei Gruppen verteilt worden sind, an.

1. Gruppe.

Vollkommen negativer Befund, nur Verschiebung der normalen Gefäße. Diese Gruppe besteht aus 14 Fällen.

II. Gruppe.

Drei Fälle, bei denen im Tumorbezirk ein pathologisch-vasaler Befund vorhanden ist, und zwar:

a) Eine halbkreisförmige Zone, in der das Kontrastmittel homogen verteilt ist und die sich an der Peripherie in granuläre Schatten auflöst (Abb. 36).

b) Ein weitmaschiges Netz von kleinen Gefäßen, die aber größer sind als die, die wir als Kapillare bezeichnen (Abb. 37).

c) Ein dickes Kapillarnetz mit kleinen Maschen (Abb. 38 und 39).

Oligodendrogliome.

Das Material besteht aus 16 Fällen, die in zwei Gruppen geteilt werden können.

I. Gruppe.

Die Arteriogramme zeigen nur die Verschiebung der normalen Gefäße. Sechs Fälle mit einem ganz negativen Befund.

II. Gruppe.

Die übrigen zehn Fälle zeigen ein verschiedenes pathologisch-vasales Aussehen; z. B.:

a) Ein feines Kapillarnetz mit einer deutlichen antero-posterioren Orientierung; an einigen Stellen zeigt sich ein pinselartiges Aussehen (fibrilläre Schatten).

b) Kleine Gefäße, größer als Kapillare, selten mit unregelmäßigem Verlauf.

c) Eine arterio-venöse Fistel (Abb. 43).

d) Ein granulärer zentraler Schatten und ein peripherisches Kapillarnetz (Abb. 40).

e) Einige ziemlich große Gefäße, die zur Verkalkung neigen (Abb. 41).

Meningeome.

Auf Grund des arteriographischen Bildes können die 56 Fälle von Meningeomen wie folgt unterteilt werden:

I. Gruppe.

Bei diesen Arteriogrammen ist nur eine Verschiebung der normalen Gefäße vorhanden. Auffallend ist, daß diese normalen Gefäße häufig ganz deutlich den Tumor umschreiben; man könnte sagen, daß sie sich um den Tumor herum modellieren. Der Tumorbezirk ist gefäßarm.

Diese Gruppe besteht aus zehn Fällen.

II. Gruppe.

Ein oder mehrere Gefäße umschließen den Tumor.

An der Peripherie des Tumors, aber nicht auf dem Tumor modelliert, beobachtet man ein oder mehrere ziemlich große Gefäße, die normalerweise nicht in dieser Zone zu finden sind; es handelt sich meistens um stark hypertrophisierte normale Gefäße.

Diese Gruppe besteht aus fünf Fällen.

III. Gruppe.

Der Tumorbezirk ist fest von großen Gefäßen umschlossen, von denen kleinste Gefäße ausstrahlen, die den Tumor durchbluten. Bei diesen Arteriogrammen ist der Tumor vollkommen an dem größten Teil seiner Peripherie abgegrenzt. Manchmal ist ein abgezweigtes Gefäß vorhanden, das den ganzen Tumor umfaßt. Dadurch ist es möglich, das Volumen des Tumors gut zu beurteilen. Von diesen peripheren Gefäßen zweigen einige kleinere Gefäße ab, die teilweise gerade, teilweise wellenförmig und geschlängelt im Tumorbezirk verlaufen. Diese kleinen Gefäße sind meistens sehr selten und verlaufen ohne bestimmte Orientierung weit voneinander entfernt. Dieses allgemeine Bild ist in anderen Arteriogrammen etwas verändert, besonders bei Tumoren, die oberhalb der Sylvischen Gruppe sitzen. Die Gefäße im Tumorbezirk sind gewöhnlich sichtbar und zahlreich. Sie weisen einen bizarren Verlauf mit größeren Wellen und ausgeprägten Schlingen auf. Das Bild ist viel einfacher bei den Tumoren der Schläfenlappen, wo im Tumorbezirk kleinere Gefäße vorhanden sind, die von großen Gefäßen der Sylvischen Gruppe abstammen. Endlich haben wir noch drei Fälle, bei denen eine deutliche Abgrenzung des Tumors durch größere Gefäße fehlt. Hier sind im Tumorbezirk einige Gefäße vorhanden, die von großen Ästen (meistens von denen der Sylvischen Gruppe) abstammen und mit aszendierendem, geradem, ziemlich parallelem Verlauf den Tumor erreichen.

Diese Gruppe umfaßt 24 Fälle.

IV. Gruppe.

Fälle, bei denen im Tumorbezirk ein vollkommenes, gut abgegrenztes Kapillarsystem besteht.

Ein oder mehrere große Gefäße umschreiben den Tumor an seiner Peripherie; im Tumorbezirk kann man feine Kapillaren, die teilweise unregelmäßig verlaufen, von verschiedener Form und Größe sehen. Bei einigen Fällen sind diese Kapillaren besonders an der Peripherie des Tumors gesammelt, bei anderen wiederum besonders im Zentrum, bei einigen handelt es sich schließlich um eine diffuse Verteilung der Kapillaren.

Eine Orientierung dieser Kapillaren ist nicht selten; einmal konvergieren sie zum Zentrum des Tumorbezirkes, ein andermal zeigen sie ein pinselartiges Aussehen (fibrilläre Schatten). Manchmal ist ein Kapillarnetz mit weiten Maschen vorhanden.

Diese Gruppe umfaßt 13 Fälle.

V. Gruppe.

Fälle, bei denen im Tumorbezirk pathologisch-vasale Eigenheiten auftreten, die peripherisch nicht scharf abgegrenzt sind.

Zu dieser Gruppe gehören vier Fälle; sie sind einzeln beschrieben. Das Bild ist bei den vier Fällen sehr verschieden. Allen gemeinsam ist das Fehlen einer deutlichen Abgrenzung der pathologisch-vasalen Eigenheiten.

Astrocytome.

31 Fälle sind in diesem Typ der Hirntumore studiert worden. Sie sind in zwei Gruppen eingeteilt.

I. Gruppe.

29 von den 31 Arteriogrammen zeigen ein absolut negatives Aussehen; deshalb *negative Fälle*.

II. Gruppe.

Zwei Fälle zeigen einige Gefäße von größerem Kaliber, die wellenartig verlaufen, ohne sich zu anastomosieren (Abb. 64 und 65).

Cholesteatome.

Fünf Fälle von Cholesteatomen sind studiert worden. Vom arteriographischen Standpunkt aus zeigen sie alle ein negatives Bild.

Dritter Teil.

Das charakteristische Bild der verschiedenen Typen der Hirntumoren auf Grund unseres Materials.

Auswertung der Ergebnisse.

Bevor ich die Analyse der Arteriogramme erörtern werde, welche der Neurochirurg durchführen muß, um die Artdiagnose eines intrakraniellen Tumors auf Grund der Arteriographie stellen zu können, ist es meiner Ansicht nach zweckmäßig, auf Grund der vorliegenden Kasuistik zu untersuchen, welches das häufigste arteriographische Bild ist und in welchen Punkten unsere Ergebnisse mit den Ergebnissen jener Verfasser, welche sich vor mir mit dieser Frage befaßt haben, übereinstimmen oder von ihnen verschieden sind.

Das charakteristische Bild der Glioblastome ist in den Arteriogrammen der Gruppe III und IV dargestellt; diesen zwei Gruppen gehören insgesamt 38 Fälle an (52,75%).

Die Arteriogramme der III. Gruppe (18 Fälle) zeigen in der Tumorzone neugebildete Kapillargefäße, welche häufig ein mehr oder weniger weitmaschiges Netz bilden. Manchmal anastomosieren sie untereinander, ohne das Bild eines Netzes zu bilden; manchmal hat ihr Verlauf einen regelmäßigen Gang, welcher meistens parallel ist und ein pinselartiges Aussehen hat; diese Orientierung ist dadurch deutlich bewiesen, daß derselbe Tumor in den zwei gewöhnlich angewendeten Projektionen ein verschiedenes Aussehen zeigt, ein sozusagen gestreiftes Bild in der seitlichen Projektion und ein fein punktiertes Bild in der a. p. Projektion (Abb. 9 und 10).

Das gemeinschaftliche Merkmal aller dieser Arteriogramme ist, daß die durch diese Blutgefäße gebildeten Kurven alle so kurz sind, wie sie in den als „Korkzieher" beschriebenen Bildern zu sehen sind (Abb. 11).

Die Arteriogramme, die der IV. Gruppe angehören, zeigen ein ganz anderes Aussehen, welches aber ebenfalls charakteristisch ist. In der Tumorzone sieht man kleine Schatten, die die Form von runden und ovalen Kernen haben. Verschiedene anatomisch pathologische Zustände können dieses radiologische Bild verursachen. Es kann sich um ziemlich große Blutgefäße handeln, die in der Tumormasse zusammengepreßt sind, und zwar in der Weise, daß in einigen Stellen ihres Verlaufes ihr Lumen so verengt ist, daß das Kontrastmittel mehr oder weniger reichlich ist, je nachdem, ob das Blutgefäß mehr oder weniger breit ist. Dies ergibt das fast rosenkranzartige Aussehen des Gefäßes (Abb. 15). Aber häufiger handelt es sich um wirkliche Blutseen in der Tumormasse.

In den Arteriogrammen, die den beiden Gruppen angehören, beobachtet man sehr oft die arterio-venösen Fisteln, die Tönnis beschrieben hat. Es handelt sich um Verbindungen zwischen einer Arterie und einer Vene, durch welche das Kontrastmittel leicht aus dem arteriellen System ins venöse übergeht.

Es ist fast immer sehr leicht, auf den Arteriogrammen eine isoliert eingespritzte Vene zu sehen, welche gleichzeitig im arteriellen System sichtbar ist (Abb. 5, 13, 14, 16 u. a.). In dem für diese Studie benützten Material findet man diese Fisteln vielleicht nicht so oft vor wie bei Tönnis. Von 71 Fällen wurden sie nämlich bloß in 20 Fällen beobachtet. Wenn man die Fälle ausschließt, die zu den zwei Gruppen mit negativem arteriographischem Befund gehören, und sich somit auf die 41 Fälle beschränkt, deren Arteriogramme die Diagnose eines Glioblastoms gestatten, sieht man, daß dieses charakteristische Zeichen in 50% der Arteriogramme erscheint. Die in der IV. und V. Gruppe klassifizierten Arteriogramme sind jene, welche die größte Anzahl von Fällen mit arteriovenösen Fisteln aufweisen. Fazio konnte in Präparaten mit der Pickwortschen Methode Gefäßerweiterungen und kleine Blutseen feststellen, die in den Arteriogrammen das Bild von granulären Schatten ergeben (überwiegend in den Fällen, welche der V. Gruppe angehören). Ihre Wand ist aus einer einfachen Schicht von endothelialen Zellen gebildet. Sie sind besonders in der perinekrotischen Zone des Tumors klar sichtbar.

Die abnorm weiten vasalen Lumen, welche von Tönnis als arterio-venöse Fisteln betrachtet werden, werden von Mack (1939) in einer ganz anderen Weise gedeutet. Dieser Verfasser schreibt, daß bei den bösartigen Gliomen eine Hirnschwellung beobachtet wird wie in keinem anderen Tumortyp. Diese Geschwulst sei in der unmittelbaren Nähe des Tumors am stärksten und führe zu Störungen im ganzen System des Blutzuflusses und Abflusses. Es würde daher zu einer Kompression der dünnwandigen Venen kommen und zu einer Abdrosselung der elastischen Arterien. Das Hindernis des Blutabflusses durch die Adern würde eine Stasis in der Tumorzone und seiner Blutabflußzone verursachen und das Bild, das die bösartigen Tumore kennzeichnet, bilden. Die Theorie von Mack scheint mir nicht annehmbar zu sein, wenigstens nicht von einem allgemeinen Standpunkt aus. Jeder Neurochirurg und auch ich selbst habe oft bei Glioblastomen, die die Rinde interessieren, venöse Blutgefäße gesehen, wo arterielles Blut durchfließt, und ich selbst habe ebenfalls genau den Punkt gesehen, in welchem es zur Verbindung zwischen Arterien und Vene kam. Dort sieht man gleichsam einen kleinen Wirbel, welcher aus dem Blut gebildet wird, das aus einem engeren und elastischeren System plötzlich in ein breiteres und fast unelastisches System fließt.

Ich bin deshalb nicht überzeugt, daß die abnorm großen Blutgefäße, die Tönnis beschreibt, als wirkliche arterio-venöse Fisteln zu betrachten sind und daß bei der Bildung dieser Fisteln eine größere Bedeutung als der Stase nach Mack dem infiltrierenden Wachstum des Tumors selbst zukommt, von dem die Blutgefäße nicht verschont werden. Dies ist klar von den einzelnen Fällen bewiesen, in welchen die Blutgefäße ein Rosenkranzbild formen, sowie durch den an einer anderen Stelle angeführten histologischen Befund von F a z i o. Die Untersuchung des arteriographischen Materials, welches für diese Studie benützt wurde, gestattet mir auch nicht, im voraus den Behauptungen von H e m m i n g s o n beizustimmen, welcher das Vorhandensein von arterio-venösen Fisteln als ein pathognomisches Symptom für die Diagnose des multiformen Glioblastoms betrachtet. Ich betrachte sie eher als ein Symptom der Bösartigkeit im allgemeinen. Zum Beispiel in einem meiner Fälle von Oligodendrogliom (Abb. 43) sieht man eine arterio-venöse Fistel; in vier von den sechs Fällen von Hirnsarkomen ist sie ebenfalls vorhanden; ein fünfter Fall zeigt ein Bild, das schwer zu deuten ist, indem es zweifelhaft bleibt, ob es dort eine solche Fistel gibt. T ö n n i s meint, daß arterio-venöse Fisteln in allen Fällen von Glioblastomen anwesend seien und daß sie nicht immer auf den Arteriogrammen sichtbar sind, weil eine Phase der Einspritzung aufgenommen wird, die nicht für ihre Sichtbarmachung geeignet ist.

Dadurch könnte erklärt werden, warum verschiedene Verfasser nicht die gleichen Werte für die Häufigkeit dieser Fisteln in den Arteriogrammen angeben: von 50%, wie ich beobachtet habe, bis 70%, wie von H ä u s s l e r beobachtet wurde.

Was die Glioblastome anbelangt, wird eine andere Frage von verschiedenen Verfassern besprochen, und zwar, ob die pathologische Vaskularisierung im Gegensatz zu anderen Tumortypen eher zentral oder peripherisch ist. Die histologischen Untersuchungen von D e r r y, E l s b e r g und H a r e, B e r t h a, F a z i o führen die Verfasser zum Schlusse, daß sich die pathologische Vaskularisierung bei den Glioblastomen überwiegend an der Peripherie befindet, da die Zentralzone nekrotisch ist (Abb. 2).

A l m e i d a L i m a bestätigt dies auf Grund von arteriographischen Untersuchungen. Dasselbe ist auch von T ö n n i s, H e m m i n g s o n, M o n i z, D y e s und anderen beobachtet worden. H ä u s l e r hingegen ist der Ansicht, daß alle beschriebenen Modifikationen nicht, wie die meisten Verfasser annehmen, überwiegend peripherisch sind. Mein Krankheitsgut zeigt klar, daß die 41 Fälle von multiformen Glioblastomen, in welchen in der Tumorzone eine pathologische Vaskularisierung beobachtet wurde, wie folgt verteilt werden können:

Vorwiegend periphere pathologische Vaskularisierung 24
Auf den ganzen Tumor verbreitete pathologische Vaskularisierung . . 8
Vorwiegend zentrale pathologische Vaskularisierung 9

Die Fälle mit einer auf den ganzen Tumor verbreiteten Vaskularisierung können eher denjenigen mit vorwiegend peripherer Vaskularisierung zugerechnet werden.

Prüfen wir nun eine andere Frage: Gibt es im Hirn eine Stelle, in welcher die Glioblastome weniger oft das charakteristische Bild der eigentlichen Vaskularisierung ergeben, welches für eine Differentialdiagnose verwertet werden kann? M a c k meint, daß es die Glioblastome des Schläfenlappens sind, welche weniger oft ein solches charakteristisches Bild zeigen; das stehe nach dem Verfasser im Zusammenhang mit der eigentümlichen Blutversorgung des Schläfenlappens, welcher auch im normalen Zustand weniger reich an Gefäßen sei als die anderen Zonen des Gehirns. So komme es, daß die bösartigen Gliome, besonders diejenigen, welche Zysten oder Erweichungen bilden, keine erweiterten oder abnormal verteilten Gefäße aufweisen. Nach M a c k kann es oft in dieser Gegend bösartige Gliome ohne vasale Symptome geben. In diesen Fällen sei jedoch eine sehr starke Verlagerung der Arteria cerebri media vorhanden. Dieses Symptom und ein weit nach hinten geöffneter Carotissyphon sind gewöhnlich für ein bösartiges Gliom des Schläfenlappens charakteristisch, „so daß also auch ohne Veränderungen der Gefäße selber die Artdiagnose mit Sicherheit gestellt werden kann" (S. 169). Wenn wir die Tabelle 1 betrachten, in welcher die in dieser Studie untersuchten Fälle ihrem Sitze nach klassifiziert sind, können wir schnell einen Begriff über das Benehmen der Tumore des Schläfenlappens vom Standpunkt des Vorhandenseins einer charakteristischen Vaskularisierung haben. In der Gruppe der multiformen Glioblastome gibt es 24 Fälle, in welchen sich der Tumor am Schläfenlappen befand. Von diesen gehören 11 den zwei negativen Gruppen an und 13 den Gruppen mit positivem vaskulärem Befund.

Wenn wir nun eine andere zahlreiche Gruppe untersuchen, welche ebenso gefäßreich ist wie die Meningeome, sehen wir, daß dann sieben Fälle von Meningeomen ´des Schläfenlappens einen negativen vaskulären Befund ergeben und sechs Fälle, welche denselben Sitz haben und ein ziemlich charakteristisches arteriographisches Bild aufweisen. Wir sehen auch neun Astrocytome des Schläfenlappens mit einem negativen Befund. In anderen Worten, von 52 Tumoren des Schläfenlappens sind 32 vom Standpunkte der Möglichkeit einer arteriographischen Differentialdiagnose negativ. Dies bestätigt teilweise die Ansicht M a c k s und anderer Verfasser, daß die Tumore des Schläfenlappens selten eine eigene Vaskularisierung aufweisen. Hiebei kann ich nicht den Behauptungen M a c k s beistimmen, daß es möglich sei, die Diagnose eines malignen Glioms des Schläfenlappens auch ohne Vaskulärsymptome aufzustellen, da in solchen Fällen eine starke Verlagerung der Arteria cerebri media vorhanden sei. „Diese enorme Hochdrängung und der weit nach hinten offene Carotidensiphon sind in der Regel charakteristisch für das maligne Gliom des Schläfenlappens, so daß also auch ohne Veränderungen der Gefäße selber die Artdiagnose mit Sicherheit gestellt werden kann." (S. 169 bis 171.)

Die Ergebnisse dieser vorliegenden Untersuchungen zeigen deutlich, daß es nicht möglich ist, eine Artdiagnose bloß auf Grund der Gefäßverlagerung aufzustellen, falls die dem Tumor entsprechende Zone keine angiographischen Tumorsymptome aufweist.

Zu dem von M a c k angeführten Beispiel ist zu bemerken, daß in jedem Falle, falls man die Glioblastome und Meningeome vom Standpunkt des Ausmaßes der Gefäßverlagerung vergleicht, die Glioblastome (im Gegensatz zur Behauptung M a c k s) eine kleinere Verlagerung der normalen Gefäße ergeben sollten, und zwar wegen ihres infiltrativen Wachstums.

Was die Zugrundelegung eines weit geöffneten Carotissiphons der Diagnose eines Glioblastoms betrifft, genügt es, sich dessen bewußt zu sein, daß die Keilbeinmeningeome den Siphon sogar vertikalisieren und seine Kurve vollkommen aufrichten können (siehe z. B. Abb. 54).

Das arteriographische Bild der Sarkome.

Von den sechs in dieser Studie untersuchten Sarkomen weist nur eines einen arteriographischen Befund auf, welcher eine Orientierung schwierig machte. Der Befund der übrigen ist ziemlich klar, so daß er für eine Differentialdiagnose verwertet werden kann.

Das Kennzeichen der Sarkome ist, daß es Tumoren mit vollständig unklarer Begrenzung sind. Im Inneren des Tumors gibt es manchmal große Gefäße mit wellenförmigem Verlauf. Diese Gefäße entsprechen fast immer normalen, stark hypertrophisierten Gefäßen. Auch hier gibt es arterio-venöse Fisteln und Blutseen. Weniger häufig sind die Kapillarnetze. Man muß sich dessen bewußt sein, daß an der Blutversorgung der Sarkome auch die A. carotis externa teilnehmen kann. Manchmal kann sie die Hauptquelle der Blutversorgung des Tumors bilden (siehe Abb. 29 und 30, in welchen man sieht, daß der Großteil der für den Tumor charakteristischen Vaskulärschatten das Blut von seiten der A. carotis externa erhält). Das Arteriogramm der inneren Carotis zeigt eine starke Verlagerung der normalen Gefäße und eine kleine Zone mit einer stärker auffallenden Blutversorgung an der Peripherie des Tumors.

Zum Unterschied von den Glioblastomen weisen die Sarkome eine pathologische Vaskularisierung auf, welche sich über die ganze Tumorzone ausbreitet und nicht vorwiegend peripherisch ist.

In einigen Fällen (Fall 78, Abb. 31) ist die Rosenkranzform der Gefäße charakteristisch.

Das arteriographische Bild der Hirnmetastasen.

Die Gruppe der Hirnmetastasen enthält 17 Fälle, davon sind 14 mit einem negativen Befund, 3 mit einem positiven.

Das arteriographische Bild der drei letztgenannten Fälle stellt einen Komplex von gemeinsamen Merkmalen dar, auf Grund deren man die Bösartigkeit erkennen kann, aber es weist kein arteriographisches Bild mit solchen charakteristischen Kennzeichen auf, welche eine Differentialdiagnose (z. B. in bezug auf die multiformen Glioblastome) gestattet. So sieht man in einem Falle (Abb. 36) eine halbkreisförmige Zone, in welcher das Kontrastmittel homogen aufgeteilt ist und dann an der Peripherie granuläre Schatten bildet. Der Sitz des primären Tumors konnte bei diesen Patienten nicht festgestellt werden. Es wurden aber klinisch zahlreiche Metastasen in verschiedenen Organen beobachtet. Auf den Arteriogrammen eines anderen Patienten (Abb. 37), welcher der Träger eines epithelialen Tumors war, ist die Tumorzone von einem weiten Netz zartester Kapillaren mit undeutlichen Wänden eingenommen, die unregelmäßiges Kaliber haben und wie ein feiner Rosenkranz aussehen.

Eine dritte Patientin, welche an einem Hypernephrom litt, hatte eine Hirnmetastase, welche auf dem Arteriogramm wie ein zartes Netz von verschiedenkalibrigen Gefäßen aussah. Die Gefäße hatten einen verhältnismäßig geradlinigen Verlauf und schienen nach einer Zentralzone zusammenzufließen (Abb. 38 und 39).

Was die arteriographische Diagnose der Hirnmetastasen betrifft, ist die Ansicht von verschiedenen Verfassern ziemlich übereinstimmend: Die Metastasen können in nicht zahlreichen Fällen ein arteriographisches Bild ergeben, in welchem eine eigene Vaskularisierung des Tumors zu sehen ist. Diese Vaskularisierung besitzt Merkmale, welche in der Mehrzahl der Fälle auf die Diagnose eines bösartigen Tumors hinweisen, sie weist aber keine charakteristische Eigenschaft auf, welche die Diagnose einer Hirnmetastase möglich machen würde. Aus diesem Grund wird in solchen Fällen die arteriographische Diagnose eines Glioblastoms gestellt.

Zwei Umstände können für den Neurochirurgen einen Hinweis auf die Diagnose der Metastase bilden: die Multiplizität der zerebralen Lokalisierung und insbesondere die Kenntnis, daß in einem anderen Körperteil bereits ein Tumor besteht.

Das arteriographische Bild der Oligodendrogliome.

Zehn von den 16 in dieser Statistik gesammelten Fällen weisen ein arteriographisches Bild auf, welches die Aufmerksamkeit des Neurochirurgen auf sich lenkt. Sechs haben einen vollkommen negativen arteriographischen Befund.

Das arteriographische Bild der Fälle mit positivem Befund ist sehr verschieden, so daß eine sichere Diagnose eines Oligodendroglioms nicht möglich ist.

So sieht man in einigen Fällen Netze, die von Gefäßen verschiedenartigen Kalibers gebildet und deren Maschen von verschiedener Größe sind.

Manchmal beobachtet man arterio-venöse Fisteln (Abb. 43), in anderen Fällen Blutseen, manchmal liegen granuläre Schatten vor (Abb. 40). In einem Fall sieht man eine Neigung des Kontrastmittels zu einem homogenen und diffusen Schatten (Abb. 41). Wir sehen also beim Oligodendrogliom einen Tumor mit den vielfältigsten arteriographischen Merkmalen. Manchmal ist das Bild stark den bösartigen, manchmal den gutartigen Tumoren ähnlich.

Unsere Statistik von Oligodendrogliomen ist zahlreicher als alle anderen, welche bisher von diesem Standpunkt untersucht worden sind. Hierdurch wird es vielleicht möglich sein, zu weiteren Schlüssen bezüglich der arteriographischen Kennzeichen der Oligodendrogliome zu kommen.

Die meisten Fälle weisen Merkmale auf, durch welche sie sich klar den bösartigen Tumoren nähern. In einem Falle sieht man sogar das klassische Symptom des bösartigen Tumors, nämlich eine arterio-venöse Fistel nach Sichtbarmachung eines venösen Gefäßes.

Almeida Lima, dessen Statistik sich auf zwei Fälle beschränkt, legt einen großen Wert auf das Vorhandensein von feinen und vielfältigen Arterien in der Tumorzone bei einem Kreislauf von zentralem Typus. Ich bin der Ansicht, daß das Vorhandensein von Gefäßen mit den von Almeida Lima beschriebenen Merkmalen für die Oligodendrogliome charakteristisch sein kann, daß aber vor allem das Vorhandensein von arteriographischen Merkmalen, durch welche sich diese Tumore den bösartigen nähern, ein entscheidendes Kennzeichen bildet.

Hingegen wird die Behauptung A l m e i d a L i m a s, daß der Kreislauf in diesen Tumoren einen zentralen Typus aufweist, bestätigt. Unter zehn von diesem Standpunkt untersuchten Fällen ergaben nämlich fünf ein Arteriogramm mit einem Kreislauf von rein zentralem Typus, vier wiesen arteriographische Merkmale auf, welche auf der ganzen Tumorzone verbreitet waren, und einer ein auf die Peripherie des Tumors beschränktes pathologisches Bild.

Ich glaube, daß die an einer anderen Stelle erwähnte Behauptung H e m m i n g s o n s richtig sei: „The atypical vascularisation must therefore according to our experience cause one to suspect the tumour of being malignant." (S. 511.)

Das arteriographische Bild der Meningeome.

Die Meningeome weisen ein ziemlich charakteristisches Bild auf: Dem Beobachter fällt sofort auf, daß sich die großen normalen Gefäße sozusagen am Tumor modellieren. Von diesen zweigen dünnere Gefäße ab, welche in den Tumor selbst eindringen.

Manchmal hingegen ist das Bild etwas verschieden: Auf dem Tumor modelliert sich nicht ein großes normales Gefäß, sondern ein neugebildetes Gefäß, welches in der Form einer weiten Kurve einigermaßen den Tumor selbst abgrenzt. Meine Arteriogramme bestätigen die Beobachtung von L o r e n z, welcher gesehen hat, daß dieses neugebildete Gefäß manchmal ein gleiches Kaliber haben kann wie ein normales Gefäß.

Das Vorhandensein eines oder mehrerer Gefäße mit einem meist nicht wellenförmigen, sondern gekrümmten weitläufigen Verlauf in der Tumorzone ist charakteristisch genug, um die Diagnose eines Meningeoms stellen zu können. Der größte Teil dieser Gefäße gehört der Tumorkapsel an.

Aber auch im Inneren des Tumors kann man nicht selten eine eigentliche Vaskularisierung des neoplastischen Gewebes beobachten. Es handelt sich im allgemeinen um Kapillargefäße, welche manchmal eine bestimmte Anordnung haben, indem sie sich untereinander verflechten, aber selten netzartig anastomosieren. Ihr Merkmal ist, daß sie einen wenig wellenförmigen Verlauf haben. Die Kurven, die sie beschreiben, sind stets weitläufig.

Nie werden Bilder beobachtet, welche den von L o r e n z als „Korkzieher" beschriebenen gleich oder auch nur ähnlich sind.

Manchmal sind die Kapillaren vorwiegend in der Mitte der vom Tumor eingenommenen Zone gelegen, weniger häufig an der Peripherie. In den meisten Fällen sind sie diffus auf die ganze Zone der Neubildung verteilt. Von den 44 Fällen, welche von diesem Standpunkt untersucht worden sind, wiesen 20 eine Verteilung der pathologischen Gefäßbildung auf die ganze Tumorzone auf, während 14 auf das Zentrum und 10 auf die Peripherie beschränkt waren.

Die Behauptung von A l m e i d a L i m a, daß die Meningeome einen Vasalkreislauf von zentralem Typus haben, wurde von den vorliegenden, ausschließlich auf Arteriogrammen durchgeführten Untersuchungen nicht bestätigt. Es ist selbstverständlich möglich, daß eine durch Phlebogramme ergänzte Untersuchung Schatten des kapillaren und vasalen Kreislaufes zeigen könnte, welche größer wären als die Schatten des arteriellen Kreislaufes, so daß es sich herausstellen könnte, daß die pathologischen Gefäße, welche wir als im gesamten Tumor verbreitet oder auf die Peripherie beschränkt betrachten, mit Bezug auf die durch das Phlebogramm sichtbar gemachte Gesamtausdehnung des Tumors in Wirklichkeit zentral sind.

In anderen Fällen ist die Tumorzone von Gefäßen eingenommen, welche ein größeres Kaliber haben als die Kapillaren. Sie haben einen bizarren, weiten, wellenartigen Verlauf und durchkreuzen sich, aber sie anastomosieren einander nicht.

Nie wird eine Darstellung der venösen Gefäße während der arteriellen Phase des Angiogramms beobachtet, das heißt, es sind keine arterio-venösen Fisteln vorhanden, welche diese Sichtbarmachung zulassen.

Meiner Ansicht nach ist das arteriographische Bild, welches bei den Meningeomen beobachtet wird, nicht selten das Ergebnis der Phase der Einspritzung, welche beim Durchgehen der Röntgenstrahlen aufgenommen wird.

Die Meningeome weisen nämlich eine ganz eigenartige Kreislaufdynamik auf. Wenn man von der Frage absieht, die die Möglichkeit einer doppelten Quelle der Blutversorgung betrifft, welche hier (nämlich von beiden Zweigen der A. carotis aus) zustande kommen kann, ist der Kreislauf im Inneren des Tumors in bezug auf den Kreislauf im normalen Hirn verlangsamt. Es folgt daraus, daß es bei Meningeomen sehr wichtig ist, mit nacheinanderfolgenden Radiogrammen die verschiedenen Phasen des Blutkreislaufes im Inneren des Tumors aufzunehmen. Dies betont eben Almeida Lima, welcher in der venösen Phase das Auftreten eines wahren phlebographischen Schattens beschrieben hat, der der Ausdehnung des Tumors gleicht und durch den verlangsamten Kreislauf im Inneren des Tumors verursacht ist.

Indem ich meine Nachforschungen bloß auf das Arteriogramm beschränkte, hatte ich die Gelegenheit, zu beobachten, daß es bei einem zu frühzeitig aufgenommenen Arteriogramm vorkommen kann, daß es nicht die pathologischen Gefäße im Inneren des Tumors, sondern bloß die Kapselgefäße zum Vorschein kommen läßt.

Dies alles überzeugt mich, daß bei den Meningeomen die phlebographischen Untersuchungen von großer Wichtigkeit sind. Deshalb schließe ich mich der Ansicht Almeida Limas an.

Wenn der Chirurg die Einspritzung gemacht hat, ist es vor der Schließung des Operationsschnittes zweckmäßig, die aufgenommenen Radiogramme zu untersuchen. Sollte ein Verdacht bestehen, daß es sich um ein Meningeom handelt, soll ein Arteriogramm der Carotis externa gemacht werden, um zu sehen, ob dieses Gefäß an der Blutversorgung des Tumors beteiligt ist und in welchem Maße. Dies kann eine große Bedeutung sowohl für die Bestätigung der arteriographischen Diagnose als auch für die zu wählende Therapie haben.

Das arteriographische Bild ist auch durch den Sitz des Meningeoms beeinflußt.

Das Bild ist viel einfacher und an Einzelheiten ärmer, wenn das Meningeom die mittlere Schädelgrube einnimmt. Viel reichere arteriographische Einzelheiten weisen die Meningeome auf, welche sich über der Gruppe der Sylvischen Gefäße befinden, sowie diejenigen, deren Blutversorgung auf Kosten der A. cerebri anterior geschieht.

Ein konstantes Kennzeichen der Meningeome ist die klare Abgrenzung zwischen dem Tumor und dem normalen Hirngewebe. In anderen Worten: Es fehlt jedes Symptom eines infiltrativen Wachstums. Nicht selten sind die pathologischen Gefäßbildungen gleichsam von einem oder mehreren Gefäßen umrahmt, welche ein verschieden großes Kaliber haben können und sie deutlich vom anliegenden Gewebe abgrenzen.

Das arteriographische Bild der Astrocytome.

Die Astrocytome weisen ein arteriographisches Bild auf, welches als charakteristisch für die gutartigen Tumore betrachtet werden kann. Die dem Tumor entsprechende Zone hat in den meisten Fällen keine Eigengefäße. In der Statistik der vorliegenden Arbeit wurden bloß in zwei von 31 Fällen charakteristische Gefäße in der Tumorzone beobachtet. Es handelt sich um ein Gewirr von größerem Kaliber mit wellenartigem Verlauf und regelmäßigen Wänden. Die Gefäße verflechten sich untereinander, ohne sich zu anastomosieren (Abb. 64 und 65). Ich habe bei keinem Falle die kleinen Blutseen gesehen, welche nach Almeida Lima ein unterscheidendes Kennzeichen der Astrocytome bilden sollen, und auch kein anderer Verfasser, welcher sich mit dieser Frage beschäftigt, erwähnt dieses Merkmal.

Almeida Lima lenkt die Aufmerksamkeit auf die große Verschiedenheit zwischen der Ausdehnung der Gegend, in welcher ein pathologischer Kreislauf beobachtet wird, und der starken, durch den Tumor verursachten Verlagerung der normalen Gefäße. Bei der Untersuchung meiner Fälle (siehe Tafel 1) sieht man, daß die Verlagerung der normalen Gefäße gewöhnlich stark, aber nicht auffallender ist als in anderen Arten von gut- oder bösartigen Tumoren.

Auch die Behauptung Almeida Limas, die Astrocytome wiesen eine vorwiegend zentrale Anordnung der pathologischen Gefäße des Tumors auf, wird nicht von meinen Fällen bestätigt, denn in beiden Fällen mit positivem arteriographischem Befund waren die Gefäße in der ganzen Tumorzone verbreitet.

Was vor allem bei der Diagnose von Astrocytomen in Erwägung gezogen werden soll, ist der überaus große Prozentsatz von Fällen mit negativem arteriographischem Befund.

Das arteriographische Bild der Cholesteatome.

Keine der Statistiken des Schrifttums, in welcher die Arteriogramme vom Standpunkt einer Differentialdiagnose untersucht worden sind, berichtet von Fällen von Cholesteatomen. Ich habe es als angezeigt angesehen, hier über fünf Fälle zu berichten, welche in der Berliner Klinik gleichzeitig mit den anderen Fällen dieser Arbeit untersucht wurden. Der Zweck der Untersuchung ist nicht, aus den Arteriogrammen einige Elemente zu entnehmen, welche für eine Differentialdiagnose benutzt werden könnten, sondern wir wollen später besprechen, welche Bedeutung diese negativen Fälle haben und wie sie die Möglichkeit einer Art Diagnose von anderen Tumortypen vermindern.

Wer den Fortgang der vorliegenden Studie bis jetzt verfolgt hat, könnte glauben, daß die Differentialdiagnose der intrakraniellen Tumore mittels der Arteriographie sehr leicht sei.

In Wirklichkeit ist dies nicht der Fall. Der Neurochirurg, welcher die Verantwortlichkeit für die Operation trägt, muß seine analytischen Fähigkeiten zur Geltung bringen, um aus dem Arteriogramm des zu operierenden Patienten alle diejenigen Umstände zu entnehmen, welche ihm seine Aufgabe erleichtern können.

Der Neurochirurg kann Arteriogrammen begegnen, welche in der Tumorzone Zeichen einer pathologischen Vaskularisierung aufweisen, oder auch Arteriogrammen, in welchen man in der dem Tumor entsprechenden Zone keine eigentliche Vaskularisierung des neoplastischen Gewebes vorfindet. Beide Typen von Arteriogrammen müssen einzeln untersucht werden. Deshalb wird das folgende Kapitel den grundlegenden zwei Punkten entsprechen:

1. Die Untersuchung der sogenannten negativen Arteriogramme.

2. Die Untersuchung der sogenannten positiven Arteriogramme.

Im Rahmen der letztgenannten Untersuchung werden dann zwei andere grundlegende Fragen besprochen, und zwar:

3. Die Möglichkeit einer Differentialdiagnose der verschiedenen Typen von bösartigen Tumoren.

4. Die Möglichkeit einer Differentialdiagnose der verschiedenen Typen von gutartigen Tumoren.

Es werden dann endlich jene Ursachen besprochen werden, welche bei der Differentialdiagnose zwischen den zwei Typen von bösartigen und gutartigen Tumoren, das ist Glioblastome und Meningeome, zu Irrtümern führen können.

Untersuchung der Arteriogramme ohne eine eigentliche Vaskularisierung in der dem Tumor entsprechenden Zone (sogenannte negative Arteriogramme).

In 99 von 203 Fällen (48,81%) ist der arteriographische Befund negativ. Das Arteriogramm bietet dem Neurochirurgen keine sicheren Elemente, die auf die eine oder die andere Form hinweisen und anzeigen, ob es sich um eine gutartige oder bösartige Geschwulst handelt.

Es müssen daher andere Elemente eine eventuelle Orientierung geben: radiologische Prüfungen ohne Kontrastmittel; z. B. das Vorhandensein von Verkalkungen kann auf ein Oligodendrogliom oder Schädelfaringeom hinweisen, oder es müssen für die Orientierung klinische Angaben verwertet werden, wie die Schnelligkeit oder Langsamkeit des Verlaufes oder das Vorhandensein einer primitiven Geschwulst in einem anderen Teil des Körpers.

Wenn wir nun den Prozentsatz der negativen Fälle in jeder Art der Geschwulst untersuchen, kommen wir zu folgenden Angaben:

Art des Tumors	Gesamtzahl	Negative Fälle	Prozentsatz neg. Fälle
Glioblastome	72	31	43,05%
Sarkome	6	—	—
Metastase	17	14	82,35%
Oligodendrogliome	16	10	37,50%
Meningeome	56	10	17,85%
Astrocytome	31	29	93,54%
Cholesteatome	5	5	100,00%
Insgesamt	203	99	48,81%

Aus dieser Tabelle ersehen wir einige sehr interessante Angaben: Die Gruppe der höchst bösartigen Geschwülste (Glioblastome und Sarkome) bildet den niedrigsten Prozentsatz von negativen Fällen (31 von 78), während der höchste Prozentsatz der negativen Fälle von Astrocytomen und Cholesteatomen (34 von 36 Fällen) gebildet ist. Ein ganz besonderes Benehmen ist das der Meningeome, die, wenn sie auch von gutartiger Form sind, vom arteriographischen Standpunkt aus eine sehr niedrige Zahl von negativen Fällen aufweisen.

Tabelle 5. Verlagerung der normalen Gefäße.

Art des Tumors	Gruppe	klein	mittel	stark	sehr stark	Totale
Glioblastome	I	3	1	9	3	16
	II	—	—	10	5	15
	III	5	1	7	5	18
	IV	6	3	8	3	20
	V	2	—	1	—	3
		16 (22,22%)	5 (6,94%)	35 (48,61%)	16 (22,22%)	72
Sarkome	I	3	—	2	1	6
		3 (50%)	—	2 (33,33%)	1 (16,66%)	6
Metastasen	I	—	6	8	—	14
	II	3	—	—	—	3
		3 (17,64%)	6 (35,29%)	8 (47,06%)	—	17
Oligodendrogliome	I	1	2	6	1	10
	II	—	2	3	1	6
		1 (6,25%)	4 (25%)	9 (56,25%)	2 (12,50%)	16
Meningeome	I	1	—	9	—	10
	II	—	1	4	—	5
	III	—	1	17	6	24
	IV	—	—	10	3	13
	V	—	1	3	—	4
		1 (1,78%)	3 (5,35%)	43 (76,78%)	9 (16,07%)	56

4*

Fortsetzung der Tabelle 5.

Art des Tumors	Gruppe	Ausmaß der Verlagerung der normalen Gefäße				Totale	
		klein	mittel	stark	sehr stark		
Astrocytome	I	—	7	17	5	29	
	II	—	1	1	—	2	
		—	8 (25,80%)	18 (58,06%)	5 (16,13%)		31
Cholesteatome	I	—	—	3	2	5	
		—	—	3 (60%)	2 (40%)		5
		24	26	118	35		203

Es kann von Nutzen sein, den Umfang der Verlegung der normalen Gefäße der Hirnhemisphäre in diesen negativen Fällen zu studieren. Die 99 negativen Fälle sind von diesem Standpunkt aus in einer Gesamttabelle (Tab. 4) studiert worden, welche die ganze Kasuistik umfaßt, und eingehender in einer anderen Tabelle (Tab. 5) besprochen, in welcher bloß diejenigen Angaben verzeichnet sind, die die vom arteriographischen Standpunkt negativen Fälle betreffen.

Auch diese Tabellen bieten keine Stütze, die für den Neurochirurgen nützlich sein kann, um ihn zu orientieren, ob es sich um bösartige oder gutartige Tumoren handelt. Wenn wir nämlich einerseits die negativen Fälle beobachten, die der Gruppe der Glioblastome und Metastasen angehören, und anderseits die negativen Fälle, die der Gruppe der gutartigen Tumoren angehören (Meningeome, Astrocytome, Cholesteatome), sehen wir, daß in beiden Gruppen die Arteriogramme mit starker Verlagerung der normalen Gefäße (27mal in der Gruppe der bösartigen Tumoren, 29mal in der Gruppe der gutartigen Tumoren) vorwiegen.

Die großen und kleinen Verlagerungen sind in derselben Zahl in den zwei Gruppen der gutartigen und bösartigen Tumoren ebenso häufig. Die sehr starken Verschiebungen scheinen in der Gruppe der Glioblastome etwas zu überwiegen, aber nicht so stark, um dadurch eine diagnostische Orientierung

Abschließend kann man daher sagen, daß bei einem Arteriogramm, welches bloß eine Verlagerung der normalen Gefäße der Hemisphäre aufweist und in welchem die vom Tumor eingenommene Zone ohne Eigengefäße ist, der Neurochirurg die Hypothese eines gutartigen Tumors auf Grund der bloßen radiologischen Angaben nur mit Rücksicht auf den großen Prozentsatz der Fälle aufstellen könnte, welche der Gruppe der gutartigen Tumoren angehören und welche, was die Möglichkeit der Artdiagnose betrifft, einen negativen arteriographischen Befund ergeben.

In diesem Falle kann daher der Neurochirurg bloß auf Grund der neurologischen Symptome die Diagnose der Bösartigkeit eines Tumors aufstellen.

Abschließend können wir sagen:

1. In einer Kasuistik von 203 Fällen konnten ungefähr 50% der Arteriogramme zur Feststellung der Artdiagnose nicht benützt werden.

2. Das Ausmaß der Verlagerung der normalen Gefäße als einziges Nachforschungsmittel ergibt an und für sich keine sichere Orientierung in bezug auf die Bösartigkeit oder Gutartigkeit.

3. Abgesehen von den klinischen Angaben, kann in diesen Fällen die Hypothese eines bösartigen Tumors nur deshalb aufgestellt werden, weil die Gruppe der gutartigen Tumoren die größte Zahl von Fällen mit negativem Befund aufweist. Dies ist wahrscheinlicher bei den Astrocytomen und Cholesteatomen (von 36 Arteriogrammen hatten 34 einen negativen Befund), weniger wahrscheinlich bei Meningeomen (von 56 Meningeomen hatten nur zehn einen negativen Befund).

4. Bei einem negativen Arteriogramm kann der Neurochirurg bloß auf Grund der klinischen Symptome die Bösartigkeit eines Tumors diagnostizieren.

Untersuchung der Arteriogramme mit einer eigentlichen Vaskularisierung in der dem Tumor entsprechenden Zone (sogenannte positive Arteriogramme).

Die Analyse, welche der Chirurg hinsichtlich eines Arteriogramms, welches in der vom Tumor eingenommenen Zone vasale Eigentümlichkeiten aufweist, durchzuführen hat, muß in zwei Abschnitten vor sich gehen. Zuerst muß sich der Neurochirurg die Frage stellen: Handelt es sich um einen gut- oder bösartigen Tumor? Nach Lösung dieser Frage in der einen oder anderen Richtung muß er zur zweiten Frage übergehen, nämlich zur Untersuchung, ob das Arteriogramm irgendein Element enthält, welches gestattet, festzustellen, um welchen von den verschiedenen histologischen Typen von gut- oder bösartigen Tumoren es sich handelt. Die Lösung dieser zweiten Frage ist selbstverständlich sehr schwierig und heikel. Anderseits hat sie aber nicht so eine Bedeutung wie die Lösung der ersten Frage.

Die Differentialdiagnose zwischen gut- und bösartigem Tumor.

Der Neurochirurg muß einige grundlegende Umstände beachten:

1. Das Ausmaß der Verlagerung der normalen Gefäße. Das Benehmen der normalen Gefäße bei den gut- und bösartigen Tumoren ist verschieden.

Die Tab. 5 und 6, welche in der Tab. 7 zusammengefaßt sind, zeigen, daß 33,94% der bösartigen Tumoren eine kleine Verlagerung der normalen Gefäße aufweisen.

Tabelle 6.

Art des Tumors	klein	mittel	stark	sehr stark	Anzahl d. Fälle
Glioblastome	3	1	19	8	
Metastase	—	6	8	—	
Oligodendrogliome	1	2	6	1	
Meningeome	1	—	9	—	
Astrocytome	—	7	17	5	
Cholesteatome	—	—	3	2	
	5 5%	16 16,26%	62 62,50%	16 16,26%	99

Tabelle 7. *Ausmaß der Verlagerung der normalen Gefäße bei den positiven Arteriogrammen.*

Art des Tumors	klein	mittel	stark	sehr stark
Bösartige Tumoren, mitgerechnet die Oligodendrogliome, 56 Fälle	19	6	21	10
Gutartige Tumoren, 48 Fälle	0	4	35	9
	18,27%	9,61%	53,84%	18,27%

In der Gruppe der gutartigen Tumoren weist kein Fall eine kleine Verlagerung der normalen Gefäße auf.

Ein leichtes Überwiegen von bösartigen Tumoren sieht man in der Gruppe von Fällen mit mittelstarker Verlagerung der normalen Gefäße. In der Gruppe der Fälle mit einer starken Verlagerung (und es ist dies die zahlreichste Gruppe) überwiegen hingegen die gutartigen Tumoren. Die 19 Fälle von bösartigen Tumoren, welche eine mäßige Verlagerung der normalen Gefäße hervorrufen, gehören alle der Gruppe an, in welcher von jedem Tumortyp die Fälle mit den ausgesprochensten arteriographischen Symptomen von Bösartigkeit vorzufinden sind. In anderen Worten: Eine Verlagerung der normalen Gefäße in einem kleinen Ausmaße, welche als einziges arteriographisches Symptom vorkommt, hat keinen Wert für die Diagnose auf Gut- oder Bösartigkeit. Falls die Verlagerung von anderen Symptomen von abnormaler Vaskularisierung begleitet ist, bildet sie eine kräftige Stütze für die Diagnose der Bösartigkeit.

2. Die Kennzeichen der abnormalen Vaskularisierung. Man muß nun die abnormalen vaskulären Bildungen in der dem Tumor entsprechenden Zone erörtern.

Sie können von verschiedenen Typen sein: a) Äußerst zarte neugebildete Gefäße (Kapillaren). b) Neugebildete Gefäße mittleren Kalibers. c) Neugebildete Gefäße großen Kalibers. d) Blutseen. e) Arteriöse Fisteln und während der arteriographischen Phase sichtbar gewordene venöse Gefäße.

a) Äußerst zarte neugebildete Gefäße (Kapillaren). Die neugebildeten Kapillaren können sowohl bei gut- als auch bösartigen Tumoren vorkommen (siehe Gruppe III der Glioblastome und Gruppe IV der Meningeome). In beiden Fällen können sie ein Netz bilden, indem sie untereinander anastomosieren. Aber bei den bösartigen Tumoren ist dieses Netz gewöhnlich feinmaschig, die Gefäße anastomosieren öfter untereinander und die ganze Zone ist viel reicher an Kontrastmitteln. Bei den gutartigen Tumoren hingegen gibt es ebenfalls ein Kapillarnetz, aber diese Gefäße haben oft ein größeres Kaliber. Auch wenn sie sich verflechten und ein Netz bilden, hat dasselbe viel größere Maschen als bei den bösartigen Tumoren, und die ganze Zone scheint weniger reich an Gefäßen zu sein.

Aber das bedeutendste unterscheidende Merkmal ist das folgende: Bei den gutartigen Tumoren ist dieses Kapillarnetz vom anliegenden Gewebe scharf abgegrenzt, und zwar durch Gefäße von verschiedenem, aber meistens mittlerem oder großem Kaliber (siehe Abb. 52, 53, 54, 55, 56, 57, 58). Dieses Merkmal fehlt gänzlich bei den bösartigen Tumoren (siehe Abb. 5, 6, 7, 8, 9, 10).

Diese neugebildeten, wenn auch zartesten Gefäße anastomosieren jedoch nicht immer untereinander. Auch wenn sie isoliert verlaufen, bieten sie morphologische Zeichen, welche für die Differentialdiagnose auf Gut- und Bösartigkeit behilflich sind. Bei den bösartigen Tumoren haben nämlich diese Gefäße einen kurzen, niemals geradlinigen, sondern immer wellenförmigen Verlauf und die Wellen haben einen so kleinen Radius, daß sie das Aussehen eines Korkziehers haben. Trotzdem ihr Kaliber äußerst dünn ist, ist er bei den bösartigen Tumoren keinesfalls regulär.

Eine besondere Orientierung dieser Gefäße, welche aber ebenfalls, wenn auch weniger ausgesprochen, bei gutartigen Tumoren vorkommen kann (Abb. 54), weist gewöhnlich auf die Bösartigkeit hin.

b) Neugebildete Gefäße von mittlerem Kaliber. Dies ist ein Zeichen, welches als alleinstehend für die Differentialdiagnose nicht verwertbar ist, denn neugebildete Gefäße mittleren Kalibers können ebenso bei den bösartigsten (Abb. 27) Tumoren wie bei den Tumoren von mittlerer Bösartigkeit (z. B. Oligodendrogliomen, Abb. 43) und den gutartigsten Tumoren wie bei den Astrocytomen (Abb. 64, 65) beobachtet werden.

Auch die dünne Struktur und Architektonik dieser Gefäße bildet kein Merkmal, welches mit Bestimmtheit eine Differentialdiagnose verbürgen könnte.

Falls dieses Symptom im Rahmen des ganzen arteriographischen Bildes in Betracht gezogen wird, so kann es an Wert gewinnen. Wir sehen z. B., daß alle in der Gruppe IV angeführten und durch das Vorhandensein eines arteriellen Netzes in der Tumorzone charakterisierten Meningeome ein neugebildetes Gefäß mittleren Kalibers beibehalten, welches scharf die Zone der vasalen Neubildung vom anliegenden Gewebe abgrenzt und so ein charakteristisches Bild bildet, wie es in keinem anderen Typ von gut- oder bösartigen Tumoren vorzufinden ist. Die klarsten Beispiele sind die Abb. 52, 53, 55, 56, 57.

Manchmal verflechten sich diese Gefäße mittleren Kalibers, auch wenn sie nicht untereinander netzartig anastomosieren, und bilden auf diese Weise Maschen (z. B. Abb. 51). Die Maschen sind gewöhnlich groß, aber dies kann ebenso bei bös- wie gutartigen Tumoren vorkommen (siehe Abb. 9).

Man könnte sagen, daß bei den Glioblastomen diese Gefäße gewöhnlich mehr zahlreich sind, aber das ist kein für die Differentialdiagnose sicheres Symptom.

c) Neugebildete Gefäße großen Kalibers. Sie kommen öfters bei den bösartigen Tumoren vor. Es handelt sich jedoch meistens um normale Gefäße, welche an einer bestimmten Stelle stark hypertrophisch werden und auf diese Weise einen Teil des Tumorkomplexes bilden (Abb. 20, 21, 23, 31, 37).

Man muß aber dessen bedacht sein, daß unter den gutartigen Tumoren die Meningeome ohne weiteres ein großes neugebildetes Gefäß aufweisen können, von welchem die Blutversorgung des Tumors abhängt (siehe Abb. 44 bis 48).

d) Blutseen. Sie sind für die bösartigen Tumoren charakteristisch.

Es gibt jedoch äußerst seltene Fälle von gutartigen Tumoren, in welchen analoge Bildungen beobachtet wurden, und es wird später darüber gesprochen werden. (V. Gruppe der Meningeome).

e) Arterio-venöse Fisteln. Das Vorhandensein von einer oder mehreren arterio-venösen Fisteln muß auf die Bösartigkeit des Tumors hinweisen. Ich habe nie einen gutartigen Tumor mit venösen Gefäßen in der arteriellen Phase gesehen.

Dieser abnormale Kreislauf muß von einem anderen Standpunkt gewertet werden, das ist vom Standpunkt der Menge der Gefäße aus.

Im allgemeinen muß ein abnormaler, sehr reicher Kreislauf auf einen bösartigen Tumor und ein ärmerer Kreislauf auf einen gutartigen Tumor hinweisen. Aber diese Deutung ist mit großer Vorsicht anzuwenden.

3. Kreislauftypen. Die Unterscheidung zwischen Tumor mit einem Kreislauf von zentralem Typ und Tumor mit einem Kreislauf von peripherischem Typ stellt eher einen anatomisch-pathologischen als arteriographischen Unterschied dar. Vom arteriographischen Standpunkt ist es bei der Deutung der Arteriogramme vielleicht zweckmäßiger, von solchen Tumoren zu sprechen, welche eine abnormale, vorwiegend zentrale oder vorwiegend peripherische Vaskularisierung aufweisen.

Aus den angeführten Angaben geht hervor, daß auch dies kein Element ist, welches mit Sicherheit für eine Differentialdiagnose verwertbar wäre.

4. Dynamik des Kreislaufes im Inneren des Tumors. Diese Untersuchung muß auf Arteriogrammen und Phlebogrammen durchgeführt werden. Besonders auf Phlebogrammen wird es leicht sein, charakteristische Schatten zu finden, welche die Diagnose auf Gutartigkeit gestatten werden.

Da sich diese Studie auf die Untersuchung von Arteriogrammen beschränkt, stehen keine diesbezüglichen Angaben zur Verfügung.

5. Abgrenzung des Tumors gegen das normal anliegende Gewebe. Bei den höchst bösartigen Tumoren gibt es keine klare Abgrenzung. Die abnormale Vaskularisierung ist hingegen scharf abgegrenzt bei den gutartigen Tumoren, wie z. B. bei den Meningeomen.

Aber hinsichtlich der gutartigen Tumoren ist zu betonen, daß bei den Astrocytomen, welche eine charakteristische Vaskularisierung in der Tumorzone aufweisen, eine scharfe Abgrenzung gegenüber dem gesunden Gewebe fehlen kann (siehe Abb. 65).

Abschließend kann man daher sagen, daß *die Differentialdiagnose zwischen gut- und bösartigen Tumoren im größten Teil der Fälle möglich ist.*

Jene seltenen Fälle, bei denen ein Irrtum entstehen kann, werden später erörtert werden.

Die Differentialdiagnose der verschiedenen Typen der bösartigen Tumoren.

Dies ist ein schweres und heikles Problem, welches aber anderseits vom praktischen Standpunkt einen kleineren Wert hat als die vorher erörterte Frage.

Ist es möglich, die Glioblastome, Sarkome, Hirnmetastasen und Oligodendrogliome voneinander zu unterscheiden?

Trotz eines sorgfältigen Studiums der vorliegenden Fälle ist es mir nicht gelungen, Faktoren zu finden, welche eine Differentialdiagnose zwischen Glioblastom und Hirnmetastase ermöglichen. In der Tat kann das Arteriogramm des Falles Abb. 36 ohne weiteres in die Gruppe IV der Glioblastome neben den Arteriogrammen von Fall Abb. 17 und 18 eingereiht werden.

Der Fall Abb. 37 kann sein Ebenbild in den Fällen Abb. 7 und 8 oder noch besser im Falle Abb. 9 finden.

Im Falle Abb. 38 und 39 sehen wir ein arteriographisches Bild, welches weniger Merkmale von Bösartigkeit aufweist, aber anderseits kein Element beibehält, welches auf eine Metastasendiagnose hinweisen würde.

Es ist interessant, daß, was die zwei ersten Fälle anbelangt, im ersten ein Tumor mit einem unbekannten primären Sitz und im zweiten ein Karzinom vorlag, während es sich beim dritten Fall um eine Metastase eines Hypernephroms handelte.

Wenn wir von der Tatsache absehen, daß die Hirnmetastasen sehr selten ein arteriographisches Bild mit einer eigentlichen Vaskularisierung ergeben, können wir zum folgenden Abschluß kommen:

Auf Grund der bloßen arteriographischen Daten ist in keinem Fall eine Differentialdiagnose zwischen einem multiformen Glioblastom und einem metastatischen Hirntumor möglich.

Ich will aber auch hier bemerken, daß für die Differentialdiagnose zwischen Glioblastomen und Hirnmetastasen vielleicht die Untersuchung des Tumorphlebogrammes von Nutzen sein könnte, welches nach Hemmingson ziemlich sichere Daten für die Diagnose der Metastase liefert.

Diese Untersuchung wurde hinsichtlich der dieser Statistik zugrundegelegten Fälle nicht durchgeführt und ich kann daher diesbezüglich weder ein technisches noch ein statistisches Urteil aussprechen.

Wir wollen nun die Möglichkeit einer Differentialdiagnose zwischen multiformem Glioblastom und Oligodendrogliom erörtern.

Es ist hervorzuheben, daß sich die Oligodendrogliome vom arteriographischen Standpunkt in einem starken Prozentsatz der Fälle wie bösartige Tumoren verhalten.

In zwei von den sechs Fällen, deren Abbildungen wir hier bringen, ist die Differentialdiagnose unmöglich. In der Tat kann das Arteriogramm von Fall 103, Abb. 40, absolut nicht von einem multiformen Glioblastom z. B. der IV. Gruppe (siehe Abb. 13, 22, 23) differenziert werden. So ist auch das Röntgenbild von Fall 104, Abb. 41, jenem von Fall 110, Abb. 17, ähnlich und weist im Vergleich mit ihm sogar einen größeren Reichtum an Gefäßen auf.

Der Fall 62, Abb. 43, zeigt eine deutliche arterio-venöse Fistel. *Die Differentialdiagnose zwischen multiformen Glioblastomen und Oligodendrogliomen ist sehr schwierig und in der Mehrzahl der Fälle unmöglich, falls nicht andere Faktoren vorliegen,* wie z. B. das Vorhandensein von Verkalkungen, welche bei Glioblastomen ausnahmsweise vorkommen, aber bei Oligodendrogliomen häufig sind.

Es bleibt nun die Frage übrig: Ist es möglich, die Sarkome von den Glioblastomen zu unterscheiden?

Diese Differentialdiagnose ist oft, aber nicht immer möglich. Der Röntgenfilm des Falles 73, Abb. 27, z. B. weist sehr wenige Faktoren auf, welche ihn von dem des Falles 45, Abb. 9 und 10, differenzieren können.

Es ist jedoch zweckmäßig, auch denselben Fall 73, Abb. 27, mit dem Fall 150, Abb. 51 (III. Gruppe der Meningeome), zu vergleichen. Sofort fällt der Unterschied im Vaskularisierungstyp auf: Im ersten Fall sehen wir Gefäße mit einem ziemlich kurzen, gekrümmten und beständig wellenförmigen Verlauf mit zahlreichen Anastomosen. Im zweiten Fall haben die Gefäße reguläre Wände, der Verlauf ist regulär und beschreibt weite Kurven, welche sich durchkreuzen, aber nicht untereinander anastomosieren und im Arteriogramm fast den Eindruck machen, als ob sie etwas Kugelförmiges umgeben würden.

Ein anderer Fall, der Fall 78, Abb. 31, kann sehr schwer vom Fall 52, Abb. 15 (IV. Gruppe der Glioblastome), differenziert werden. *Ich glaube, daß der unentbehrliche Faktor für die Differenzierung die Feststellung sei, daß die A. carotis externa an der Blutversorgung des Tumors teilnimmt.* Dieser Umstand muß bei einem Arteriogramm der A. carotis interna gemeinsam mit Zeichen, welche an ein Glioblastom oder noch besser an einen bösartigen Tumor erinnern, auf ein Sarkom hinweisen.

Die Differentialdiagnose der verschiedenen Typen der gutartigen Tumoren.

Von 92 Fällen von gutartigen Tumoren, welche in der vorliegenden Statistik enthalten sind, ergaben 44 ein Arteriogramm, welches vom Standpunkte des Vorhandenseins einer abnormalen Vaskularisierung, die eine Differentialdiagnose gestatten würde, negativ war.

Wir müssen daher die Möglichkeit einer Differentialdiagnose der übrigen 48 Fälle untersuchen. Die Differentialdiagnose betrifft hier die Differenzierung zwischen Meningeomen und Astrocytomen, wobei von den 48 untersuchten Fällen 46 Meningeome und zwei Astrocytome sind.

Es ist noch zu bemerken, daß die 46 Meningeome 82,15% von allen Meningeomen darstellen, während die zwei Astrocytome 6,46% von allen Astrocytomen ausmachen.

Wenn wir nun das arteriographische Bild untersuchen, sehen wir, daß auch hier die Differentialdiagnose ziemlich schwierig ist. In der Tat sehen wir, daß die Abb. 64 sehr an die Abb. 48 und 49 erinnert, welche der III. Gruppe der Meningeome angehören. Beide Arteriogramme sind durch mittelkalibrige Gefäße mit einem wellenförmigen Verlauf (wobei die Wellen meistens einen großen Radius haben), charakterisiert. In keinem von den beiden Tumoren ist der Kreislauf sehr reichlich und beide sind ziemlich scharf vom anliegenden Gewebe abgegrenzt. Ähnlich wie die Abb. 64, aber reicher an Gefäßen ist das Arteriogramm vom Fall Abb. 65. Es ist zu beachten, daß hier die Gefäßwellen einen kürzeren Radius haben.

Abschließend kann daher gesagt werden, daß *die Differentialdiagnose zwischen Meningeomen und Astrocytomen auf Grund der arteriographischen Angaben sehr schwierig, falls nicht direkt unmöglich ist.*

Anderseits hat eine solche Diagnose in der klinischen Praxis nur einen geringen Wert. Ihre Bedeutung betrifft besonders das Operationsprogramm, da ein Eingriff bei einem Meningeom immer viel komplizierter ist als bei einem Astrocytom.

Bei einem Arteriogramm, dessen eigentliche Vaskularisierung klare Zeichen eines gutartigen Tumors aufweist, ist es zweckmäßig, daß der Neurochirurg an ein Meningeom denke. Die eigentümliche Vaskularisierung des Tumors bei Astrocytomen ist so selten, daß sie nur mit 4,34% die Diagnose der Meningeome herabwertet.

Abschließend kann daher folgendes gesagt werden: die grundlegende Frage, die sich der Neurochirurg stellen muß, wenn er vor sich ein Arteriogramm mit deutlichen Zeichen einer abnormalen Vaskularisierung in der Tumorzone hat, ist, festzulegen, ob es sich um einen gut- oder bösartigen Tumor handelt.

Diesbezüglich bietet das Arteriogramm genaue Daten für eine ziemlich sichere diagnostische Orientierung.

Manchmal, doch sehr selten, gestattet das Radiogramm dem Untersucher, die verschiedenen Formen der gutartigen Tumoren einerseits und der bösartigen Tumoren anderseits voneinander zu differenzieren.

Die Ursachen von Irrtümern in der Differentialdiagnostik der intrakraniellen Tumoren mittels Arteriographie.

In der Biologie und Medizin gibt es nur wenige Probleme, welche kategorische Schlüsse gestatten. Deshalb ist es zweckmäßig, zwecks Ergänzung der Untersuchung des Problems, das den vorliegenden arteriographischen Untersuchungen zugrunde liegt, jene Ursachen von Fehlern zu überprüfen, welche den Wert der Schlüsse, zu denen wir bisher gelangt sind, herabsetzen können.

Ein Hirnabszeß mit einem stets negativen arteriographischen Befund kann bloß auf Grund von arteriographischen Daten schwerlich von jenen Tumoren differenziert werden, die keine eigentliche Vaskularisierung aufweisen. Hier kann aber die Klinik sehr bei der Differentialdiagnose behilflich sein (kurze Anamnese, Untersuchung der Blutsenkung usw.).

Wenn wir nun auf die Schlüsse zurückgehen, zu denen wir vorher gelangt sind, sehen wir, daß der wichtigste unter ihnen auf S. 53 ausgesprochen ist. welcher besagt, daß die Differentialdiagnose zwischen gut- und bösartigen

Tumoren fast immer möglich ist. Und umgekehrt, daß die Differentialdiagnose zwischen den einzelnen Formen der gut- und bösartigen Tumoren fast immer unmöglich ist.

Daraus ergibt sich klar, daß die Differentialdiagnostik von intrakraniellen Tumoren vor allem auf der Möglichkeit aufgebaut ist, die zwei häufigsten Typen, das sind die Glioblastome und die Meningeome als die zahlreichsten Exponenten der bös- resp. gutartigen Tumoren voneinander zu unterscheiden.

Wenn wir unsere Statistik untersuchen, sehen wir, daß es nur selten zu Fehlern gekommen ist (wobei selbstverständlich nicht nur die arteriographischen Angaben in Betracht gezogen wurden). Unter den 72 Glioblastomen gab es nur einen einzigen Fall 48 (Abb. 12), bei welchem man hätte an ein Meningeom denken können, denn es wies wirklich das bedeutendste Kennzeichen eines Meningeoms auf, nämlich zwei Gefäße, welche mit einem regulären Verlauf und durch eine Kurve mit einem großen Radius eine spärlich vaskularisierte Tumorzone begrenzten. Die äußerst kurze Anamnese, die ernsten, in wenigen Tagen aufgetauchten Symptome eines Hirnödems, die Nichtanteilnahme der A. carotis externa an der Blutversorgung des Tumors — dies alles wies auf ein Glioblastom hin.

Öfters ist irrtümlicherweise die Diagnose eines Glioblastoms bei Fällen von Meningeomen gestellt worden. Dies ist bei vier Fällen geschehen, welche in der V. Gruppe der Meningeome eingereiht sind. Das arteriographische Bild dieser vier Fälle ist verschieden, aber das gemeinschaftliche Kennzeichen ist, daß es absolut keine Abgrenzung zwischen dem neugebildeten und anliegenden gesunden Gewebe gibt.

Wenn wir das Arteriogramm des Falles 165 (Abb. 61) untersuchen, beobachten wir ein Netz von zarten Kapillargefäßen, an welche sich im oberen Teil des Tumors Granulärschatten anschließen. Wir sehen, daß diese Kapillaren einen unregelmäßigen Verlauf haben, Kurven beschreiben, deren Radius äußerst kurz ist, und daß das Netz ziemlich engmaschig ist. Es ist natürlich, daß der Neurochirurg bei so einem typischen Bild an ein Glioblastom denkt, besonders an ein solches, welches denjenigen der III. Gruppe dieser Arbeit ähnlich ist.

Das klinische Bild war wie folgt:

Fall 165. Mann von 38 Jahren; seit zwei Jahren litt er an Kopfschmerzen, welche seit sechs Monaten stärker geworden waren. In derselben Zeit entwickelte sich eine Diplopie, welche sich jedoch neulich gebessert hat. Seit wenigen Monaten begann der Pat., verschwommen zu sehen.

Er wurde am 6. 12. 1940 wegen weiterer Verschlimmerung seines Zustandes in die Klinik aufgenommen.

Körperlicher Untersuchungsbefund:

Hirnnerven:

1. Kopf normal konfiguriert, geringe Nackensteifigkeit.

2. Visus beiderseits herabgesetzt, Stauungspapille beiderseits, Gesichtsfeld nicht zu prüfen.

3., 4., 6., Rechtsseitige Abduzionsschwäche, Pupillen reagieren etwas langsam.

5. Motorisch und sensibel o. B. Cornealreflex wenig lebhaft, seitengleich.

8. Gehör für Umgangssprache regelrecht.

9. bis 12. o. B.

Frontal: faßt sehr langsam auf, spricht langsam und umständlich. Initiativearmut. Witzelsucht. Rechnen o. B.

Präzentral: Tonus, grobe Kraft, Motilität regelrecht.

Postzentral: so weit zu prüfen keine grobe Störung.

Parietal: so weit zu prüfen o. B.

Temporal: o. B.

Okzipital: nicht sicher zu prüfen.

Reflexe: Trizepssehnen und Radiusperiostreflexe lebhaft, rechts eine Spur lebhafter als links (Differenz nicht ganz sicher); Meyer rechts etwas schlechter als links; Hoffman beiderseits negativ.

BDR. in allen Quadranten auszulösen, lebhaft, seitengleich.

PSR. und ASR. von mittlerer Stärke, seitengleich. Babinski beiderseits positiv. Gordon rechts positiv, sonst keine Pyramidenzeichen, keine Kloni.

Kleinhirn: FNV. beiderseits etwas unsicher, KHV. beiderseits o. B. Gehen und Stehen nicht zu prüfen.

Hypophyse: o. B.

Psychisch: Pat. ist zeitlich, örtlich und über die eigene Person orientiert, er faßt sehr langsam auf, spricht sehr langsam, ist in seinen Schilderungen umständlich und kommt zu keinem Ende. Gedächtnis herabgesetzt. Eine Erhebung der Anamnese ist wegen des psychischen Verhaltens nicht möglich. Jedoch macht Pat. mit den Angaben der Ehefrau übereinstimmende Angaben über seine Beschwerden in den letzten Tagen. Pat. macht gelegentlich treffende Wortwitze. Unernste Haltung. Nimmt seine Krankheit gleichmütig hin, dabei kein vollständiger Mangel an Krankheitseinsicht.

Bei der Einlieferung wurde ein Ventrikulogramm gemacht, welches einen großen Tumor der rechten Hemisphäre, vorwiegend mit temporalem Sitz, zum Vorschein brachte.

Zwecks Stellung der Diagnose wurde dann ein Arteriogramm gemacht. Nach dem Arteriogramm handelt es sich um einen Tumor des rechten Temporallappens, wahrscheinlich um ein Glioblastom. Aus diesem Grunde wird gleich die Unterbindung der Carotis communis angeschlossen.

Zunehmende Hirndruckerscheinungen. Auf Injektion von hypertonischer Traubenzuckerlösung und Magnesiumsulfat keine Besserung des Zustandes. Pat. kommt um 20.45 Uhr ad exitum.

Beurteilung:

38jähriger Mann mit einem großen Tumor des rechten Schläfenlappens; nach dem Arteriogramm ist mit großer Wahrscheinlichkeit ein Glioblastom anzunehmen.

Deswegen wird von einer Trepanation abgesehen und von der Arteriographiewunde aus die Carotis communis mit einem Sehnenstreifen gedrosselt. Pat. kam am nächsten Tag unter zentraler Lähmung ad exitum.

Das arteriographische Bild war wie folgt:

Außerordentlich großer Tumor, der fast in seiner ganzen Ausdehnung von einem Netz zarter Kapillargefäße eingenommen wird. Sie verlaufen in einigen Zonen mehr, in anderen weniger gewunden und sind in Form eines Netzes unregelmäßiger Maschen anastomosiert.

In einigen Punkten, besonders an der Peripherie, leichte Granularschatten; an einem ebenfalls peripherischen Punkt etwas dickere Granularschatten. Es ist nicht möglich, an irgendeiner Tumorzone eine bestimmte Richtung der Kapillaren festzustellen. Aus der Peripherie gelangen in diese Bildung tumoreigener Gefäße einige etwas größere Äderchen.

Arteriographische Diagnose: Glioblastom.

Histologischer Befund: Meningeom.

Fall 167. Ein fast analoges arteriographisches Bild wurde bei diesem Fall beobachtet. Das klinische Bild dieses Pat. war wie folgt:

Neurologische Vorgeschichte:

1937 Zuchthausstrafe, die bis Mai 1940 dauerte, wegen sexuellem Vergehen an einem minderjährigen Lehrmädchen.

Bei der Entlassung aus dem Zuchthause im Mai 1940 fiel den Angehörigen auf, daß er unsicher ging, mit *dem rechten Fuß steif auftrat,* ihn *etwas nachzog* und auch den *rechten Arm schlecht bewegte.* Allmählich Verschlimmerung der Lähmung; kann etwa seit vier Wochen die rechte Seite gar nicht mehr bewegen.

Er klagte damals schon hin und wieder über *Kopfschmerzen,* vorwiegend in der Stirn. Etwa vor acht Wochen plötzlich sehr heftiger Anfall von Kopfschmerzen. Hielt sich den Kopf dabei, bohrte den Hinterkopf in die Kissen. Schlief auffallend viel. Nach einigen Tagen Abklingen der heftigen Schmerzen. Solche Kopfschmerzattacken mit Nackensteifigkeit wiederholen sich in der Folgezeit noch mehrmals. Seit dieser Zeit ist auch die Lähmung schlechter geworden.

Etwa seit acht Wochen *Wortfindungsstörungen.*

Hatte schon im Mai 1940 *Sehstörungen.* In der letzten Zeit Verschlimmerung, kann jetzt kaum noch lesen.

In der letzten Zeit häufiges *Verschlucken.*

Auffassung immer gut. Allgemeingedächtnis soll intakt sein. Überhaupt keine auffallenden psychischen Veränderungen.

Nervensystem:

Kopf in allen Richtungen frei beweglich, bei Druck und Beklopfen nirgends schmerzempfindlich, Okzipitalisdruckpunkte frei.

Hirnnerven:

1. Beiderseits Erkennen unsicher. Soweit bei dem stark verlangsamten Reagieren des Pat. zu beurteilen, Geruchsvermögen o. B.

2. Visus beiderseits herabgesetzt. Beiderseits Stauungspapille.

Gesichtsfeld:

3., 4., 6. Augenbewegungen nach beiden Seiten nicht ganz ausgiebig, sonst Augenbewegungen frei, Pupillen mittelweit, gleichweit, rund, reagieren prompt und nicht ganz ausgiebig auf 1. Konvergenzphänomen positiv.

5. Austrittsstellen frei. Oberflächensensibilität o. B. Cornealreflexe beiderseits in gleicher Stärke auszulösen. Motorische Funktion o. B.

7. Leichte Schwäche im 2. und 3. Ast rechts, sonst o. B.

8. Flüstersprache wird beiderseits auf etwa 5 m verstanden.

9., 11. o. B.

12. Abweichen der Zunge beim Herausstrecken nach rechts. Zungenbewegungen frei. Silbenstolpern beim Sprechen, Sprache verwaschen, undeutlich.

Verlauf:

19. 11. 1940. Der Kranke ist verlangsamt, deutliche Merk- und Gedächtnisstörung, seitliche und örtliche Orientierung regelrecht. Er ist initiativearm. Er spricht wenig und äußert auch Klagen über Kopfschmerzen nur auf Befragen. Wegen der heute heftigen Kopfschmerzen Schockkalorose i. v. und Magnesiumsulfat.

22. 11. 1940. Heute linksseitige Arteriographie. Es handelt sich danach um ein Glioblastom der linken Zentralregion.

25. 11. 1940. Wunde o. B., heute augenärztliche Untersuchung: rechts und links Stauungspapille, Blutung auf der Papille, Gefäßtrichter noch erhalten, Macula aufgelockert. Prominenz: rechts 3 D, links 2 bis $2^1/_2$ D.

3. 12. 1940. Zustand in der letzten Zeit unverändert, keine wesentlichen Beschwerden, kaum Klagen über Kopfschmerzen.

Heute linksseitige Unterbindung der Carotis comm. Der Eingriff wird gut überstanden, Parese des rechten Armes und Beines nach dem Eingriff ebenso wie vorher. Grobe Kraft und Beweglichkeit der Hände relativ gut, während im Ellbogengelenk und an der Schulter der Arm kaum bewegt werden kann.

4. 12. 40. Wunde reizlos, Entfernung des Drains, Pat. ist blaß, sonst keine Beschwerden. Heute komplette rechtsseitige Parese.

8. 12. 1940. Beginn der Röntgenbestrahlung. Die Wunde sondert serös eitrig ab und muß teilweise wieder eröffnet werden.

20. 12. 1940. Es wird die Bestrahlung fortgesetzt. Allgemeinzustand gut.

26. 12. 1940. Heftige Nachblutung der Operationswunde.

In den folgenden Tagen wiederholen sich die heftigen Nachblutungen. Der Allgemeinzustand wird zunehmend schlechter in den folgenden 20 Tagen.

22. 1. 1941. Exitus.

Das arteriographische Bild war wie folgt:

Einige etwas größere Gefäße, Zweige der Media, sind von ihrem normalen Sitz verlagert und schließen den Tumor untereinander ein, ohne ihn zu umgeben. Im Inneren dieser Zone bemerkt man, etwas nach außen hin, aber in vorwiegender Zentrallage, einen Komplex hauptsächlich granulärer Schatten und einige feinste Kapillaren. Dieser pathologische Schattenkomplex hat die Größe einer Nuß. Die Granularschatten sind in ihrer Mehrzahl in zwei Ringen angeordnet mit einer klareren Zentralzone. Die äußeren Grenzen sind wenig scharf. An der Peripherie der entsprechenden Zone einige gewundene Kapillargefäßchen.

Arteriographische Diagnose: Glioblastom.

Histologischer Befund: Meningeom.

Der Fall 166 wies ein arteriographisches Bild auf, welches den Neurochirurgen zu der Diagnose eines Glioblastoms bewog. In der Tat waren die charakteristischen Granularschatten mit allen hinsichtlich der Glioblastome der IV. Gruppe beschriebenen Kennzeichen vorhanden. Die Tumorzone weist keine Abgrenzung gegen das anliegende Gewebe auf (Abb. 62). Auch hier handelt es sich um einen Fall, der vor wenigen Monaten gesund gewesen sein will und dann mit Kopfschmerzen, Schwindelgefühl und Unsicherheit erkrankte. Er wurde in benommenem Zustand eingeliefert. Nach klinischem Befund und Arteriographie handelt es sich um einen Tumor im rechten Parietalgebiete, wahrscheinlich um ein Glioblastom. Zwei Tage nach der Arteriographie ist der Kranke verstorben.

Der Fall 164, Abb. 60, weist ein für einen bösartigen Tumor vollkommen charakteristisches Bild auf: Die ganze Tumorzone zeigt eine diffuse Schattierung, da sie reicher an Kontrastmitteln ist. Außerdem sieht man ein sehr kleinmaschiges Netz von äußerst zarten Kapillaren, welche deutlich eine Orientierung gegen eine Zentralzone zeigen, in welcher einige Granularschatten zu sehen sind.

Ein großes Gefäß, welches ein Zweig der A. cerebri anterior zu sein scheint, besorgt die Blutversorgung des Tumors.

Es handelt sich um einen Komplex von vier Fällen, in denen die Diagnose des multiformen Glioblastoma gestellt worden ist. Alle vier Patienten verstarben rasch und bei allen wurde bei der Obduktion ein Meningeom festgestellt, welches histologisch kein besonderes Merkmal aufwies. Leider entziehen diese vier Fälle der Differentialdiagnose zwischen Glioblastom und Meningeom jene Bestimmtheit, welche sie zu besitzen schien. Diese vier Fälle, bei denen ein diagnostischer Fehler begangen wurde, den wir auch jetzt am Ende dieser Untersuchung als unvermeidlich betrachten müssen, bringen uns zum Schluß, daß zwar eine Differentialdiagnose mittels Arteriographie zwischen Glioblastom und Meningeom möglich ist, aber daß man dabei eine Irrtumsgrenze von 4% in Betracht ziehen muß (vier Fälle von 103).

Auch einige Formen von vaskulären Tumoren und arterio-venösen Aneurysmen können zu Irrtümern verleiten. So z. B. hat man im Fall 72, Abb. 26, zuerst an ein arterio-venöses Aneurysma gedacht. Dann wurde man aber durch die Anamnese und ein großes Hirnödem (starke Verlagerung der A. cerebri anterior gegen die gesunde Seite auf der a. p. Projektion) bewogen,

eher an einen Tumor und insbesondere an ein Glioblastom zu denken.
Manche Formen von Angiomen könnten manchmal, falls man sich bloß auf
die Untersuchung einer Seitenprojektion beschränkt, auf ein Glioblastom der
IV. Gruppe hinweisen, z. B. die Abb. 66. Die Abb. 67 kann hingegen mit der
Abb. 17 verglichen werden, wobei man sieht, daß eine Differentialdiagnose
bloß auf Grund der Seitenprojektion unmöglich ist. Aber die a. p. Projektion
zeigt eine Verlagerung der A. cerebri anterior im Falle 62, Abb. 17.

Schlußfolgerungen.

Wir wollen hier die grundlegenden Schlüsse zusammenfassen, zu denen
wir durch die vorliegenden arteriographischen Untersuchungen gelangt sind.

Die 203 Fälle von Hirntumoren, welche wir vom Standpunkt der Möglichkeit einer Differentialdiagnose der verschiedenen histologischen Formen
untersucht haben, haben folgende Feststellungen ergeben:

1. Unter den 203 Fällen haben sich die Arteriogramme von 99 Fällen
(48,76%) als unbenützbar für die Stellung einer Artdiagnose des Tumors
erwiesen, und zwar mit Rücksicht darauf, daß die dem Tumor entsprechende
Zone vollkommen ohne pathologische Vaskularisierung war. Das Ausmaß
der Verlagerung der Eigengefäße an und für sich als einziges Symptom gestattet nämlich keine sichere Orientierung in bezug auf die Gut- oder Bösartigkeit. Diese Arteriogramme bilden die als „negative Fälle“ bezeichnete
Gruppe.

2. Unter den 203 Fällen waren 104 Arteriogramme (51,24%) für eine
Differentialdiagnose der intrakraniellen Tumoren geeignet.

3. Die Untersuchung von Arteriogrammen gestattet eine Differenzierung
zwischen gut- und bösartigem Tumor, und zwar mit einer Fehlergrenze,
welche auf Grund der Ergebnisse dieser Studie etwa 4% beträgt. Diese 4%
bestehen aus Fehldiagnosen, auf Grund deren gutartige Tumoren (Meningeome) als bösartige betrachtet wurden.

4. Die Möglichkeit, die verschiedenen Formen von bösartigen Tumoren
bloß auf Grund von arteriographischen Daten voneinander zu unterscheiden,
ist ziemlich gering. Die Differenzierung zwischen multiformen Glioblastomen
und Hirnmetastasen ist als nicht möglich zu betrachten. Bloß die Multiplizität
der Lokalisierung im Hirn und das Vorhandensein eines primitiven Tumors
in einem anderen Körperteile kann auf eine Metastase hinweisen.

Es ist oft möglich, das multiforme Glioblastom und das Sarkom voneinander zu differenzieren, besonders wenn es gelingt, beim Sarkom die Blutversorgung des Tumors seitens der A. carotis externa festzustellen. Es ist oft
unmöglich, die Glioblastome von Oligodendrogliomen zu unterscheiden, denn
diese Tumoren nähern sich durch ihr arteriographisches Verhalten eher den
bös- als den gutartigen Tumoren.

5. Die Möglichkeit, die verschiedenen Formen von gutartigen Tumoren zu
differenzieren, ist ebenfalls äußerst gering.

Zwei Astrocytomfälle von den 31, welche untersucht wurden, wiesen eine
eigentliche Vaskularisierung in der Tumorzone auf, aber die Merkmale dieser

zwei Fälle gestatten keine Differenzierung in bezug auf die Meningeome. Alle Cholesteatome ergeben arteriographisch negative Fälle.

6. Die Versuche, eine Differentialdiagnose zu stellen, bleiben daher in der Praxis auf die zwei Formen der intrakraniellen Tumoren beschränkt, welche am häufigsten in der klinischen Praxis vorkommen. Es sind dies einerseits die multiformen Glioblastome, anderseits die Meningeome, von denen die ersten bösartig, die letzteren gutartig sind.

7. Die gleichzeitig durchgeführten klinischen Untersuchungen, welche nie von den radiologischen mit oder ohne Kontrastmittel abgeschieden werden, dürften eine weitere Stütze für die Stellung der Differentialdiagnose bilden.

8. Die Möglichkeit der Stellung einer Differentialdiagnose ist der größte Vorteil der Hirnarteriographie, so daß dieselbe dadurch für den Neurochirurgen ein äußerst wichtiges diagnostisches Mittel bildet, welches der Ventrikulographie in allen Fällen vorzuziehen ist, in denen die Lokalisierung eines Tumors ebensogut mittels der Arteriographie oder Ventrikulographie festgestellt werden kann. Die Arteriographie kann auch eventuell als sehr wichtige diagnostische Ergänzung der Ventrikulographie dienen, da sich beide Methoden manchmal gegenseitig ergänzen.

Zusammenfassung.

Der Verfasser hat 203 Fälle von Tumoren untersucht, um die Möglichkeit einer Differentialdiagnose in bezug auf sieben intrakranielle Tumoren, wie Glioblastoma multiforme, Sarkom, Hirnmetastase, Oligodendrogliom, Meningeom, Astrocytom und Cholesteatom festzustellen.

Es wird das Arteriogramm jedes einzelnen Falles beschrieben und im besonderen einzelne Merkmale untersucht, wie z. B. die Verteilung der abnormalen Vaskularisierung in der dem Tumor entsprechenden Zone (ob sie überwiegend zentral oder peripherisch oder in der ganzen Tumorzone diffus ist). Es wird weiter in Betracht gezogen, ob es eine scharfe Abgrenzung zwischen Tumor und Gewebe gibt und ob die pathologischen Vasalbildungen eine bestimmte Orientierung in der Tumorzone aufweisen. Endlich wird in jedem Falle auf das Vorhandensein von eventuellen charakteristischen Merkmalen, z. B. von arterio-venösen Fisteln aufmerksam gemacht.

Nach diesem Schema werden 203 Fälle in Tabellen klassifiziert.

Im dritten Teil der Studie werden die Ergebnisse, zu denen der Verfasser auf Grund seiner Untersuchungen gelangt ist, erörtert.

Die jeder von den sieben obenerwähnten Gruppen angehörenden Arteriogramme wurden untersucht, um für jeden Tumortyp ein arteriographisches Bild zu bestimmen, welches später für eine diagnostische Orientierung verwendet werden könnte. Als besonders charakteristisch haben sich die Arteriogramme der Glioblastome, Meningeome und Sarkome erwiesen. Die Arteriogramme der Glioblastome sind durch zwei ziemlich beständige Merkmale gekennzeichnet: die Tumorzone kann von zahlreichen neugebildeten Gefäßen eingenommen sein, welche ein kleineres Kaliber haben, untereinander anastomosieren und ein äußerst kleinmaschiges Netz bilden, das einen unabhängigen oder stark wellenförmigen Verlauf hat, wobei die Kurven einen äußerst kurzen Radius haben, so daß sie oft ein „Korkzieherbild" ergeben.

Ein anderes charakteristisches Kennzeichen der Glioblastome sind Granularschatten von verschiedener Größe, welche fast immer gruppiert vorkommen (IV. Gruppe).

Die Kennzeichen der Meningeome sind hingegen große Gefäße, manchmal normale, manchmal neugebildete, welche auf der äußeren Oberfläche des Tumors verlaufen, indem sie sich fast darauf modellieren. Andere Gefäße mit einem kleineren Kaliber haben eine regelmäßige Wand und beschreiben weite Kurven. Es sind dies die Gefäße, welche der Kapsel angehören. In der Tumorzone beobachtet man neugebildete, gewöhnlich nicht untereinander anastomosierende Gefäße. Falls sie Netze bilden, sind dieselben ziemlich weitmaschig. Diese Gefäße haben einen vielmehr geradlinigen und wenig wellenförmigen Verlauf.

Die Gruppe der Sarkome weist viele Kennzeichen der Glioblastome auf, aber kann ebenso wie die Gruppe der Meningeome die Teilnahme der A. carotis externa an der Blutversorgung des Tumors aufweisen.

Die Gruppe der Oligodendrogliome weist Merkmale auf, durch welche sich diese Tumoren — wenigstens vom arteriographischen Standpunkt aus — sehr den bösartigen Tumoren nähern.

Hierauf befaßt sich der Verfasser mit den einzelnen Fragen, die der Neurochirurg sich stellen und lösen muß, um zur Differentialdiagnose der verschiedenen Typen der Hirntumoren zu gelangen.

Die 203 Fälle wurden vor allem in zwei große Gruppen geteilt: Die erste enthält die sogenannten negativen Arteriogramme, weil in der Tumorzone keine pathologische Vaskularisierung vorliegt, die zweite enthält die sogenannten positiven Arteriogramme, weil sie in der Tumorzone Zeichen von einer eigentlichen charakteristischen Vaskularisierung aufweisen. Die Untersuchung der 99 Fälle mit einem negativen Arteriogramm hat gezeigt, daß der größte Prozentsatz der negativen Fälle von gutartigen Tumoren, insbesondere von Astrocytomen und Cholesteatomen gebildet ist. Der Verfasser hat die Erfahrung gemacht, daß das Ausmaß der Verlagerung der Normalgefäße als einziges Zeichen an und für sich keine sichere Orientierung gestattet in bezug auf die Gut- und Bösartigkeit. Bei einem negativen Arteriogramm kann der Neurochirurg, falls er für einen Moment von den klinischen Angaben absieht, die Hypothese, daß es sich um einen gutartigen Tumor handelt, nur aus dem Grunde aufstellen, weil die Gruppe der gutartigen Tumoren den größten Prozentsatz der negativen Arteriogramme bildet. Mit der größten Wahrscheinlichkeit wird es sich um ein Astrocytom oder Cholesteatom handeln (von 36 diesen zwei Gruppen angehörigen Arteriogrammen hatten 34 einen negativen Befund), weniger wahrscheinlich ist es, daß es sich um ein Meningeom handelt (von 56 Meningeomen hatten nur zehn einen negativen Befund). Die klinischen Daten können dem Neurochirurgen einen Hinweis auf die Bösartigkeit liefern. Die Gruppe der sogenannten positiven Arteriogramme enthält 104 Fälle. Aus dieser Gruppe sind die interessantesten Ergebnisse der Studie abgeleitet worden.

Der Verfasser erörtert die Analyse des Arteriogramms, welche der Neurochirurg durchführen muß, um zu jenen Schlüssen zu gelangen, auf Grund deren er eine Differentialdiagnose stellen kann.

Der Verfasser war vor allem bestrebt, die Frage der Differentialdiagnose zwischen gut- und bösartigen Tumoren zu lösen. Zu diesem Zwecke hat er die arteriographischen Zeichen, welche für die Differentialdiagnose anwendbar sind, einzeln eines nach dem anderen untersucht und jedes zuerst einzeln und dann im Rahmen aller arteriographischen Merkmale bewertet. Hat der Neurochirurg auf diese Weise die Orientierung in bezug auf die Gut- oder Bösartigkeit des Tumors gewonnen, muß er zum zweiten Punkt der Diagnose übergehen. Hat er einen bösartigen Tumor diagnostiziert, muß er entscheiden, ob es sich um ein Glioblastom, Hirnmetastase, Sarkom oder Oligodendrogliom (vom arteriographischen Standpunkt nähern sich nämlich diese Tumoren sehr stark den bösartigen) handelt. Falls er die Diagnose eines gutartigen Tumors gestellt hat, muß er entscheiden, ob es sich um ein Meningeom oder Astrocytom handelt.

Die Differentialdiagnose zwischen gut- und bösartigen Tumoren ist im größten Teil der Fälle möglich. Die Fehlergrenze wird vom Verfasser auf Grund der 104 untersuchten Fälle mit etwa 4% berechnet. Der Fehler bestand immer darin, daß ein gutartiger Tumor als bösartig diagnostiziert worden ist (in vier Fällen von Meningeom — Gruppe V — wurde ein Glioblastom diagnostiziert).

Die Arteriogramme der vier Gruppen von bösartigen Tumoren weisen die allgemeinen Merkmale von Bösartigkeit auf, aber keine Kennzeichen, welche eine sichere Differenzierung dieser Tumoren untereinander gestatten würden. Die Differentialdiagnose zwischen Glioblastom und Hirnmetastase bloß auf Grund der arteriographischen Angaben ist nicht möglich. Auch hier sind es die klinischen Daten, welche auf eine Metastase hinweisen können. Die Differentialdiagnose zwischen Glioblastom und Sarkom ist besonders dann möglich, wenn es gelingt, festzustellen, daß ein Tumor mit klaren Kennzeichen einer Bösartigkeit teilweise seitens der A. carotis externa gespeist wird.

Die Unterscheidung zwischen Glioblastom und Oligodendrogliom ist äußerst schwierig. Auch hier können aber andere Symptome vorliegen (z. B. Verkalkungen), welche die arteriographischen Daten ergänzen und die Diagnose erleichtern können.

Die Diagnose der einzelnen Typen der gutartigen Tumoren ist arteriographisch nicht möglich. Aber praktisch hat diese Beschränkung nur einen geringen Wert.

Im letzten Kapitel erörtert der Verfasser die Ursachen, auf Grund welcher der Neurochirurg eine fehlerhafte Differentialdiagnose stellen kann. Es werden einzeln vom arteriographischen und klinischen Standpunkt jene Fälle besprochen, in denen die Diagnose eines multiformen Glioblastoms gestellt wurde, während es sich in Wirklichkeit um Meningeome handelte.

Außerdem werden andere klinische Formen, wie z. B. die Hirnabszesse, die Angiome und die arterio-venösen Aneurysmen besprochen, welche manchmal eine andere Irrtumsquelle bilden können. Auch hinsichtlich dieser Formen wird die Möglichkeit einer Differentialdiagnose besprochen.

5*

Summary.

The Author has studied the arteriograms of 203 cases of tumours of the brain in order to ascertain the possibility of a differential diagnosis in regard to the seven most frequent histological types of intracranial tumours, namely multiform glioblastomas, sarcomas, cerebral metastases, oligodendrogliomas, astrocytomas and cholesteatomas.

The Author describes the arteriogram of each case and especially investigates some features, such as the distribution of the abnormal vascularisation in the zone corresponding to the tumour (whether it is prevailingly central or peripheral or diffuse in the whole zone). Further he pays his regard to the question if there is a sharp delimitation between the tumour and the adjacent tissue and if the pathologic formations of vessels in the zone of the tumour show a certain direction. At least, in each case he points out other characteristic signs, if there are any, e. g. the arterio-venous fistulas.

According to this scheme the 203 cases have been classified in tables. In the third part of the paper, the Author discusses the results obtained by his investigations.

The arteriograms of the 7 above mentioned groups of tumours were examined in order to establish an arteriographic picture of each of them with the view of using them later on for a differential diagnosis.

Particularly characteristic are the arteriograms of glioblastomas, meningeomas and sarcomas. The arteriograms of glioblastomas are characterised by two rather constant features: the zone of the tumour may be occupied by numerous newly formed anastomosing vessels of a small calibre, which form a net of tiny meshes or have an independant, considerably undulating course, whereby the curves have an extremely short radius so that they often show the picture of a corkscrew. Another characteristic feature of the glioblastome are granular shadows of various sizes which nearly always appear in groups.

The characteristic feature of the meningeomas are, instead, large, sometimes normal, sometimes newly formed vessels running on the external surface of the tumour, almost modelling themselves on it; other vessels with a smaller caliber have regular walls and describe wide curves. These vessels belong to the capsule.

In the zone of the tumour we see newly formed, generally not anastomosing vessels the nets of which, if any are formed, have rather large meshes. The course of the vessels is rather straight, only very little undulating. The group of the sarcomas shows many features of the glioblastomas, but can — as the meningeomas do — present a partecipation of the Art. ext. in the blood supply of the tumour.

The group of the oligodendrogliomas shows features by which these tumours, as far as the arteriographic picture is concerned, are very similar to malignant tumours.

Afterwards the Author analyses the single problems the neurosurgeon has to tackle and solve in order to arrive at the differential diagnosis of the various types of brain tumours.

The 203 cases have first been divided into two groups. The first contains the so-called negative arteriograms, because in the zone of the tumour there is no pathologic vascularisation. The second group comprises the so-called positive arteriograms, because the zone of the tumours presents signs of a true characteristic vascularisation.

The investigation of the 99 cases with a negative arteriogram showed that the largest percentage of the negative cases is represented by benignant tumours, especially by astrocytomas and cholesteatomas. The Author noticed that the extent of the shifting of the normal vessels considered by itself as the only sign, does not give a sure clue as for the benignity or malignity of the tumour.

When the arteriogram is negative, the neurosurgeon, if taking no account of the clinical data, can assume a benignant tumour for the only reason that the group of benignant tumours gives the largest percentage of cases with negative arteriograms. Most probably it may be an astrocytoma or cholesteatoma (out of 36 arteriograms of the 2 kinds 34 were negative), less probably a meningeoma (out of 56 meningeomas only 10 had a negative arteriographic finding). The clinical data may suggest malignity of the tumour.

The group of the so-called positive arteriograms comprises 104 cases. From this group the most interesting results have been deduced. The Author explains the analysis of the arteriogram which the neurosurgeon is to make in order to arrive at conclusions allowing to establish a differential diagnosis.

The Author is above all concerned with the solution of the problem of the differential diagnosis between benignant and malignant tumours. For this purpose he studied one by one the arteriographic signs helpful for the differential diagnosis, first each of them by itself separately and then within the complex of all arteriographic signs.

After having in this way established the diagnosis in regard to benignity or malignity, the neurosurgeon must pass to the second stage of the diagnosis.

If he has established the diagnosis of a malignant tumour, he must decide whether it is a glioblastoma, a brain metastasis, a sarcoma or an oligodendroglioma (which, as a matter of fact, from the arteriographic point of view is very much like a malignant tumour).

If he has established the diagnosis of a benignant tumour, he must decide whether it is a meningeoma or astrocytoma.

The differential diagnosis between benignant and malignant tumours is possible in most cases. The margin of error has been calculated by the Author on the basis of the present 104 cases with 4%, approximately. The error consisted of considering benignant tumours as malignant (in 4 cases of meningeomas of the V group the diagnosis of glioblastomas was established).

The arteriograms of the 4 groups of malignant tumours show the general features of malignity, but no signs which allow a sure differential diagnosis as for the various types of these tumours.

The differential diagnosis between glioblastomas and brain metastases only on the basis of the arteriographic data is not possible. Also in these cases the clinical data may give a clue to a metastasis.

The differential diagnosis between glioblastomas and sarcomas is possible especially if one succeeds in ascertaining that the A. carotis externa partecipates in the blood supply of a tumour which presents evident signs of malignity.

The differentiation between glioblastomas and oligodendrogliomas is extremely difficult. But also in these cases the presence of other symptoms (e. g. calcifications) can complete the arteriographic data and facilitate the diagnosis.

The arteriographic diagnosis of the single types of benignant tumours is not possible. But this impossibility is of little practical importance.

In the last chapter the Author explains the causes by which a wrong diagnosis may be established. He discusses from the arteriographic and clinical point of view each of the cases in which a diagnosis of a multiform glioblastoma instead of a meningeoma has been established. Besides, other clinical forms are discussed such as brain abscesses, angiomas and arteriovenous fistulas which may sometimes cause an error as well. The possibility of the differential diagnosis of these forms is dealt with.

Résumé.

L'A. a étudié les artériogrammes de 203 cas de tumeur cérébrale dans le but d'établir quelles sont les possibilités d'une diagnose différentielle parmi les sept types histologiques les plus fréquents de tumeur endocraniennes, à savoir: glioblastome multiforme, sarcome, métastases cérébrales, oligodendrogliome, méningeome, astrocytome, colestéatome.

On a fait la description de l'arteriogramme de chaque cas, et on a surtout étudié quelques détails comme la distribution de la vascularisation pathologique dans la zone correspondant à la tumeur (c'est-à-dire si elle est pour la plupart centrale ou périphérique, ou bien répandue à la zone complète de la tumeur): on a examiné s'il existait ou non une limite nette entre la tumeur et le tissu sain, si les formations vasales pathologiques montraient un particulier orientement dans la zone de la tumeur: enfin pour chaque cas on a indiqué la présence de signes artériographiques caractéristiques éventuels, comme, par exemple, les fistules artério-veineuses.

Suivant ce schème les 203 cas ont été classifiés en tableaux. Dans la troisième partie de l'ouvrage sont discutés les résultats obtenus.

Les artériogrammes qui appartiennent à chacun des 7 groupes de tumeurs ont été étudiés dans le but d'établir, pour chaque type de tumeur, un tableau artériographique qui pourrait successivement être utilisé pour un orientement diagnostique: les tableaux artériographiques des glioblastomes, des méningeomes, des sarcomes, ont paru particulièrement caractéristiques.

Les artériogrammes des glioblastomes sont caractérisés par deux tableaux bien constants: la zone de la tumeur peut être occupée par de nombreux

vaisseaux néoformés d'un calibre petit, anastomosés entre eux de façon
à former un réseau à mailles très petites ou bien avec un décours indépen-
dant mais bien ondulé qui montre des courbes au rayon très court de manière
à en obtenir souvent une image en guise de tirebouchon. La présence
d'ombres granulaires de différentes grandeurs, presque toujours réunies entre
elles, forme un autre tableau caractéristique des glioblastomes (Groupe 4).
Au contraire, la caractéristique des méningeomes est celle de montrer de gros
vaisseaux: quelquefois normaux, d'autre fois des vaisseaux néoformés qui se
développent à la surface extérieure de la tumeur en prenant presque la forme
de la tumeur même. D'autres vaisseaux d'un calibre plus petit, montrent un
profil régulier et décrivent des courbes au rayon plus large: ce sont des vaisseaux qui appartiennent à la capsule. Dans la zone de la tumeur on remarque
des vaisseaux néoformés qui généralement ne s'anastomosent pas entre eux,
et même s'ils forment des réseaux, ceux-ci sont à mailles très larges, des
vaisseaux qui ont un cours assez rectiligne ou bien peu ondulé.

Le groupe des sarcomes présente beaucoup des caractères des glioblastomes, mais peut, comme les méningeomes, montrer que la carotide externe a part à l'irroration de la tumeur.

Le groupe des oligodendrogliomes présente des caractères qui ressemblent
beaucoup à ceux des tumeurs malignes (au moins du point de vue artériographique).

Ensuite l'A. a commencé l'examen de chaque problème que le neurochirurgien doit se proposer et doit résoudre pour atteindre à la diagnose
différentielle des différents types de tumeur cérébrale.

Les 203 cas ont été divisés en deux grands groupes: le premier qui comprend les artériogrammes ainsi dits négatifs, car dans la zone de la tumeur
ils ne présentent aucune vascularisation pathologique, le second qui comprend les artériogrammes dits positifs car dans la zone de la tumeur ils
montrent les signes d'une vascularisation propre et caractéristique.

D'après l'étude de 99 cas qui présentent un artériogramme négatif, on
a eu la démonstration que le plus haut pourcentage des cas négatifs doit être
mis au nombre des tumeurs bénignes surtout astrocytome, colestéatome.
L'A. a remarqué que l'entité du déplacement des vaisseaux normaux considéré comme l'unique signe de recherche, ne permet pas une orientation sûre
vers une diagnose de malignité ou de bénignité.

En face d'un artériogramme négatif le neurochirurgien, en faisant ab-
straction pour un moment des données cliniques, peut penser qu'il s'agit
d'une tumeur bénigne, uniquement parce que le groupe des tumeurs bénignes
présente le plus haut pourcentage de cas avec artériogrammes négatifs: plus
probablement astrocytomes, ou colestéatomes (sur 36 artériogrammes qui
appartenaient à des malades de ces deux groupes, 34 avaient un tableau
négatif) moins probablement méningéome (sur 56 méningéomes, dix seulement avaient un tableau négatif).

En face d'un artériogramme négatif, les données cliniques seulement,
peuvent orienter le neurochirurgien vers l'idée de la malignité de la tumeur.

Le groupe des artériogrammes ainsi dits positifs comprend 104 cas. Les résultats les plus intéressants de l'ouvrage ont été déduits de ce groupe.

L'A. développe graduellement le procédé analytique que le neurochirurgien doit suivre en face d'un artériogramme qui appartient à ce groupe pour être à même d'en tirer les conclusions qui peuvent permettre, ensuite, une diagnose différentielle.

Avant tout il a essayé de résoudre le problème de la diagnose différentielle générale entre la tumeur bénigne et la tumeur maligne: pour atteindre ce but on a examiné l'un après l'autre les signes artériographiques qu'on pouvait utiliser et l'on a considéré chacun d'eux, d'abord isolément, et ensuite dans le complexe général de l'artériogramme.

Après s'être ainsi orienté vers une tumeur maligne ou bénigne, le neurochirurgien doit passer au second point de la diagnose: c'est-à-dire, dans le cas où il s'est orienté vers une tumeur maligne, il doit établir s'il s'agit d'un glioblastome, d'une métastase cérébrale, d'un sarcome, d'un oligodendrogliome (en effet du point de vue artériographique ces tumeurs ressemblent beaucoup aux tumeurs malignes): ou bien, s'il s'est orienté vers une tumeur bénigne, il doit distinguer s'il s'agit d'un méningeome ou bien d'un astrocytome.

Dans la plupart des cas la diagnose différentielle entre une tumeur bénigne et une tumeur maligne est possible: en se basant sur les 104 cas examinés, l'A. a calculé qu'on peut se tromper environ 4 fois sur 100: et la faute a été toujours celle de juger comme maligne une tumeur qui, au contraire, était bénigne (dans 4 cas de méningeome (groupe V) on fit au contraire, une diagnose de glioblastome).

Les artériogrammes, appartenant aux 4 groupes de tumeurs malignes présentent des caractères génériques de malignité, mais ne présentent pas des caractères qui permettent de les distinguer avec sûreté l'une de l'autre: la diagnose différentielle entre glioblastome et métastase cérébrale, faite en se basant uniquement sur les données artériographiques n'est pas possible: même içi ce sont les données cliniques qui peuvent donner un orientement vers une métastase.

La diagnose différentielle entre glioblastome et sarcome est possible surtout lorsque on parvient à affirmer qu'une tumeur avec des nets caractères de malignité présente une irroration qui vient, en partie, de la carotide externe.

Il est très difficile de distinguer entre eux les glioblastomes et les oligodendrogliomes: cependant, même en ce cas, il peut intervenir d'autres données p. ex. la présence de calcification, qui, venant compléter les données artériographiques peuvent rendre plus facile cette diagnose.

La diagnose de chaque type de tumeurs bénignes est, artériographiquement impossible; mais en pratique, cette limitation n'a pas une grande valeur.

Dans le dernier chapitre enfin, l'A. a discuté quelles sont les causes qui peuvent induire le neurochirurgien à se tromper dans la diagnose différentielle.

Du point de vue artériographique et clinique on a discuté particulièrement les cas, pour lesquels on a fait la diagnose de glioblastoma multiforme,
tandis que, réellement il s'agissait de méningeome. De plus on a considéré
d'autres formes cliniques, comme les abscès cerebraux, les angiomes, les
anéurismes artérieux, qui peuvent quelquefois représenter une autre possibilité de se tromper et on a discuté aussi à l'égard de ces formes la possibilité
d'une diagnose différentielle.

Literaturverzeichnis.

A l b r e c h t, K.: Zweckmäßigkeit der Arteriographie zur Diagnostik der Hirntumoren. Med. Klinik. *35*, 399 (1935).
— Röntgendiagnostik und Röntgentherapie der Hirngeschwülste. Leipzig: G. Thieme. 1937.
B a i l e y, P., a. H. C u s h i n g, a. H. E i s e n h a r d t: Angioblastic meningiomas. Arch. Pathol. *6*, 953—990 (1928).
B a i l e y, P., u. J. M. C i d: Über Ursprung und Bau des multiformen Glioblastomas. Bull. Inst. Psiquiàtr. Fac. Ci. med. Rosario *6*, 5—19 (1934).
B a l d u z z i, O.: Dimostrazione di arteriografie cerebrali per la diagnosi di sede e di natura dei tumori intracranici. Mem. R. Acc. med. Genova *53*, 50 (1938).
B e n e d e k, L., u. T. H ü t t l: Über den diagnostischen Wert der cerebralen Stereoangiographie hauptsächlich bei intracraniellen Tumoren. Basel: Karger, 1938.
B e n e d e k, L., u. A. J u b a: Über den histologischen Aufbau der Gliomen. Magy. orv. Arch. (u. dtsch. Zusammenf.) *42*, 3—35 (1941).
— Die Gewebsstruktur der Gliome mit besonderer Berücksichtigung der Einteilungsmöglichkeiten. Arch. f. Psych. *113*, 233—283 (1941).
B e r g s t r a n d, H., H. O l i v e c r o n a, u. W. T ö n n i s: Gefäßmißbildungen und Gefäßgeschwülste des Gehirns. Leipzig: Georg Thieme, 1936, 181.
B e r t h a, H.: Beitrag zur Morphologie der Gefäßverteilung bei Hirntumoren. 5. Jahresvers. Gesellsch. Dtsch. Neur. u. Psych. Wiesbaden 26—28/3/1939. Ref. Zent. Neur. *94*, 359 (1939).
— Morphologische Studien der Gefäße bei einem „sogenannten apoplektischen Gliom" (Borst). Zur Gefäßmorphologie in angioplastischen Gliomen. Zschr. Neur. u. Psych. *169*, 617—636 (1940).
— Beitrag zur Morphologie der Gefäßverteilung bei Hirntumoren. Zschr. Neur. u. Psych. *167*, 593—601 (1939).
— Gefäßstudien an Hirntumoren. 24. Sitzung Med. Gesellsch. Steiermark Graz, 1939. Ref.: Münchn. Med. Wschr. *86*, 1655—1656 (1939). Klin. Wschr. *18*, 1434—1435 (1939). Wr. klin. Wschr. 164 (1940).
B o d e c h t e l, G., u. F. W i c h m a n n: Zur Auswertung des Arteriogramms bei der Diagnose von Hirntumoren. Münchn. med. Wschr. *80*, 2012—2014 (1933).
B o d e c h t e l, G., u. D ö r i n g: Cerebrale Zirkulationsstörungen bei Hirngeschwülsten. 3. Jahresvers. Gesellsch. Dtsch. Neur. u. Psych. München 20—22/9/1937. Ref.: Zbl. Neur. *87*, 684 (1937).
B r a n d a o, A.: Tumores cerebrais tornados visíveis pela encefalografia arterial de Egas Moniz. Clin. Cir. Rio de Janeiro *4*, 271 (1930).
C a i r n s, H.: Accessory methods of diagnosis in intracranial tumours and allied diseases Trans. med. Soc. London: *58* 50—74 (1935).
— The ultimate results for operations for intracranial tumours Yale J. Biol. a. Med. *8*, 421—492 (1935).
— Ergebnisse der Behandlung intracranieller Tumoren. Schweiz. med. Wschr. *67*, 1037—1043 (1937).
C a m p b e l l, A., P. C o l i n, L. A l e x a n d e r, a. T r a c y, J. P u t n a m: Vascular pattern in various lesions of the human central nervous system. Studies with the benzidine stain. Arch. of Neur. a. Psych. *39*, 1150—1202 (1938).
C h i n, K.: Blood vessel studies on experimental brain sarcoma of rabbits. Lisboa méd. *14*, 854—860 (1937).

C o n r a d, K.: Die Arteriographie im Dienste der Hirntumordiagnostik. (Zugleich ein Beitrag zur Diagnostik der Tumoren des Schläfenlappenpoles.) Nervenarzt *6*, 290—296 (1933).

C u s h i n g, H., a. P. B a i l e y: Tumors arising from the blood vessels of the brain. London: Baillière, Tindall & Cox (1928).

D a v i e s, H.: Cerebral arteriography. Brit. J. Radiol. *10*, 871—881 (1937).

— Cerebral arteriography. Lancet *232*, 207—208 (1937).

D e e r y, E. M.: Some features of Glioblastoma multiforme. Bull. Neur. Inst. New York: *2*, 157—193 (1932).

— Histologic features of Glioblastoma multiforme. Arch. of Neur. *31*, 212—215 (1934).

— A further study of Glioblastoma multiforme. Bull. Neur. Inst. New York *3*, 84—112 (1933).

D i m i t r i, V., u. M. V i c t o r i a: Syndrom der A. cerebri anterior. Rev. Neur. Buenos Aires *1*, 81—97 (1936).

D o h e r t y, M., T. H. S u h, a. L. A l e x a n d e r: New modifications of the benzidine stain for study of the vascular pattern of the central nervous system. Arch. of Neur. *40*, 158—162 (1938).

D o n i n i, F. M.: Particolarità angiografiche in un caso di tumore cerebrale. Riv. Neur. *10*, 1—22 (1937).

D r a g o n a s, E. G.: Die Encephalographie, ihr Anteil bei der Diagnose und der Lokalisation von Hirntumoren. Habilitationsschrift. Athenas, 1937.

D u u s, P., u. K. S p e c k m a n n: Über die Grenze der Encephalographie und Arteriographie in der Diagnostik von Hirntumoren. Zschr. Neurochir. *7*, 122—128 (1942).

D y e s, O.: Zur Unterscheidung zwischen Geschwulst und Aneurysma im Röntgenbild mittels Arteriographie. Chirurg *2*, 4—7 (1939).

— Angiographie. Fortschr. Röntg. *63*, 63—84 (1941).

E i s e n s t e i n, V. W., a. H. K. T a y l o r: Porencephalic cyst; case with arteriographic studies. Arch. Neur. and Psychiat. *45*, 1009—1014 (1941).

E l s b e r g, C. A., a. C. C. H a r e: The blood supply of the gliomas. Its relation to the tumor growth and its surgical significance. Bull. Neur. Inst. New York *2*, 210—246 (1932).

E l v i d g e, A. R.: Cerebral vessels studies by angiography. A Research Nerv. and Ment. Dis. Proc. *18*, 110—149 (1938).

E n g e s e t, A.: Cerebral Angiography with perabrodil (Carotis angiography). Fabritius a. Sonners, Oslo, 1944.

E n g e s e t, A., a. K. K r i s t i a n s e n: Cerebral angiography. Modern trends in diagnostic radiology. London: J. W. McLaren, 1948.

E w a l d, C.: Sammelbericht über die Arteriographie. Bruns Beitr. *171*, 437—485 (1940).

F a z i o, C.: Rilievi sopra un nuovo metodo per lo studio della rete vasale del sistema nervoso in condizioni normali e patologiche. Riv. di pat. nerv. *51*, 125—136 (1938).

— Betrachtungen über die histologischen Methoden mit Benzidin im Zentralnervensystem (Kriterien und Grenzen ihrer Anwendbarkeit). Zschr. Neur. *164*, 678—686 (1939).

— Sulla vascolarizzazione dei tumori cerebrali. Mem. Accad. Med. Genova *57*, 163—167 (1942).

F e r r é, L. B.: La clinica y los modernos medios radiograficos de exploration en neuropatología. Ars Medica *7*, 337 (1931).

F i s c h e r, E.: Zur Artdiagnostik raumbeengender intrakranieller Prozesse im Gefäßbild. Arch. klin. Chir. *196*, 35—36 (1939).

F i s c h e r - B r ü g g e, E.: Lokalisation von raumbeengenden Prozessen durch Angiographie. Verhandl. der I. Neurochirurg. Tagung in Freiburg, 1948.

G l o b u s, J. H., a. I. S t r a u s s: Vascular lesion and tumors of the brain; difficulties of differential diagnosis. Report of seven cases with necropsy findings. Arch. Neur. u. Psych. *15*, 568—587 (1926).

G r e e n, J. R., a. R. A r a n a: Cerebral angiography. A clinical evaluation based on 107 cases. Am. J. Roentg. *59* 617 (1948).

G r o s s, S. W.: Cerebral Arteriography. Its place in neurologic diagnosis. Arch. Neur. *46*, 704—714 (1941).

G u t t m a n n , L.: Röntgendiagnostik des Gehirns und Rückenmarks durch Kontrast-
verfahren. Handbuch der Neurologie. Berlin: Julius Springer, 1936.
— Über Möglichkeiten und Grenzen der Angiographie (M o n i z) und Ventrikulographie
(D a n d y) bei der Diagnose von Hirntumoren. Lisboa med. *14*, 847—851 (1937).
H a r d m a n , J.: The angioarchitecture of the glioblastoma multiforme: type of tumor and
its bearing on angiography. Lisboa med. *15*, 329—339 (1938).
— The angioarchitecture of the gliomata. Brain *63*, 91—118 (1940).
H a s s, H. F., u. K o v a c s: Zur diagnostischen Bedeutung der Geschwulstvaskularisation
im Schädelarteriogramm. Fortschr. Röntgenstr. *57*, 183—186 (1938).
H a u s w i r t h, W.: Über das Arteriogramm des Glioblastoma multiforme. Hamburg:
Diss. 1940, 17 S.
H ä u s s l e r, G. Über stereoskopische Arteriogramme der Carotis interna. Zbl. Neurochir. *3*,
313—316 (1938).
— Über das Arteriogramm bösartiger Großhirngeschwülste. 63. Tag. Dtsch. Gesellsch. Chir.
Berlin, 1939. Arch. klin. Chir. *196*, 38—41 (1939).
H e m m i n g s o n, H.: Arteriographic diagnosis of malignant glioma. Acta radiol. *20*,
499—519 (1939).
— Cerebral angiography. Nord. med. *9*, 948—954 (1941).
H o d e s, P. J., Ch. R. P e r r y m a n a. R. H. C h a m b e r l a i n: Cerebral angiography.
Am. J. Roentg. a. Rad. Ther. *48*, 543 (1947).
H o f f, H., L. S c h ö n b a u e r: Neue Erfahrungen in der Diagnostik und Therapie der
Gehirn- und Rückenmarksgeschwülste. Fortschr. Neur. u. Psych. 7, 382 u. 433 (1935).
J e s s e n, H.: Neurosurgical methods for diagnosis of tumours of brain and spinal cord.
Ogesk. p. laeger 95 (1939).
K r a y e n b ü h l, H.: Hilfsmethoden der Diagnostik raumbeschränkender, intrakranieller
Erkrankungen. Schweiz. med. Wschr. 5, 89—94 (1937).
K r i e g, W.: Kollateralkreislaufentwicklung bei Durchblutungsstörungen des Gehirns im
arteriographischen Bild. Eine pathogenetische Betrachtung. Zbl. Chir. *66*, 562—578 u.
681—699 (1939).
K u l k o w, A. E.: Cerebral arteriography as a new method in diagnosis of brain tumours.
Sov. Neuropat. psikhiat. i. psikhologig. *1*, 695 (1932).
L i m a, A.: A propos de la circulation des méningiomes. Rev. neur. *65*, 1412—1414 (1936).
— Contribuicào para o estudo da circulaçàos dos tumores intracranianos. Lisboa, 1938,
Imprensa Libanio do Silvia.
L i s t, C. F., a. F. J. H o d g e s: Intracranial angiography. J. of Neurosurg. *1*, 25 (1946).
L i s t, C. F.: Differential diagnosis of intracranial neoplasms by cerebral angiography.
Radiology *48*, 493 (1947).
L ö h r, W.: Erkrankungen der Hirngefäße in arteriographischer Darstellung. 60. Tag.
Dtsch. Gesellsch. Chir. Berlin, 1936. Arch. Klin. Chir. *186*, 298—316 (1936).
— Kreislaufstörungen im Gehirn, bedingt durch Gefäßkrankheiten und raumbeengende
Prozesse in arteriographischer Darstellung. Fortschr. Röntgenstr. *59*, 474—494 (1939).
L ö h r, W., u. W. J a k o b i: Die kombinierte Encephaloarteriographie. Leipzig: Thieme,
1933.
— Die Bedeutung des Hirndruckes für die Durchströmungsverhältnisse im Gehirn in arte-
riographischer Darstellung. Zbl. Chir. *61*, 1793—1807 (1904).
L ö h r, W., u. Th. R i e c h e r t: Die Schläfenlappentumoren rechts, ihre Symptome und
Arteriogramme. 26. Tag. mitteldtsch. Chir. 19—20/6/36, Magdeburg Ref. Zbl. Chir. *63*,
3008 (1936).
— Schläfenlappentumoren, ihre Klinik und arteriographische Diagnostik. Zbl. Neurochir. 2,
1—7 (1937).
L o r e n z, R.: Differentialdiagnose der arteriographisch darstellbaren intrakraniellen Geschwülste: Glioblastom, Meningeom, Sarkom. Zbl. Neurochir. 5, 30—59 (1940).
L u n d b e r g, N.: Diagnostik und Behandlung der Hirnabszesse. Acta oto-laryng. 29—36
(1941).
L y s h o l m, E.: Arteriographie. In: Lehrbuch der Röntgendiagnostik von Schinz Baensch
u. Friedl *1* (1939).
M a c k, E.: Über die heutige Bedeutung der Arteriographie auf dem Gebiet der Neurochirurgie. Dtsch. Zschr. Chir. *252*, 145—176 (1939).

M i l l e t t i, M.: Indicazioni alla ventricolografia, alla encefalografia ed alla arteriografia per la diagnosi dei tumori endocranici. Rivista Oto-Neuro-Oftalmologica *21*, 43—52 (1946).

M i n o k o s i, A., u. H. T a m a s u: Ein Fall von linker Oculomotoriuslähmung, durch Aneurysma der A. communicans post. der Hirnbasis hervorgerufen. Acta ophthalm. Soc. jap. *43*, 650—655 u. dtsch. Zusammenfassung (1939).

M o n i z, E.: Tumeur du lobe frontal droit visible à la radiographie. Rev. Neur. *48*, 277—279 (1927).

— Sur la circulation des méningiomes. C. r. Soc. Biol. Paris *101*, 981—982 (1929).

— Sur la nature des tumeurs cérébrales. J. Med. Bordeaux *53*, 182 (1930).

— Diagnostic des tumeurs cérébrales et épreuve de l'encéphalographie arterielle. Paris: Masson, 1931.

— La sintomatologia neurologica en el diagnostico de los meningoblastomas y fibromas cerebrales. Ann. de Med. Int. *1*, 4 (1932).

— Cerebral angiography. Its application in clinical practice and physiology. Lancet *225*, 1144—1147 (1933), II.

— Radiognostic de la circulation cérébrale (Angiographie cérébrale). Revue neur. *65*, 1359—1387 (1936).

— Die cerebrale Arteriographie und Phlebographie. Berlin: Springer, 1940.

— Diagnostic angiographique des méningiomes de l'arête sphénoïdale. Schweiz. Med. Wschr. *39*. 51 (1943).

— A angiografia cerebral no diagnóstico das espécies tumorais Comunicaçao à Academia das Ciências de Lisboa 17. 2. 44.

M o n i z, E., et A. L i m a: Circulation artérielle, capillaire et veineuse des méningiomes. Jubiläres Band von Marinesco-Bukarest, S. 467, 1933.

M o n i z, E., y L o b o A n t u n e s: Aspectos angiográficos dos glioblastomas Lisboa Médica *20*, 165 (1943).

M o n i z, E., et A. P i n t o: Tumeurs cérébrales visible par l'épreuve encéphalographique. Lyon Chir. *28*, 273—280 (1931).

M o n i z, E., A. P i n t o, et A. L i m a: Le diagnostic differentiel entre les méningiomes et les autres tumeurs cérébrales par l'épreuve de l'encéphalographie artérielle. Rev. neur. *34*, 1126—1135 (1929).

— Alguns casos de tumores cerebrais tornados visiveis pela prova encefalografica. Rev. otol. etc. y Cir. neur. Buenos Ayres *6*, 1 (1931).

— Arterial encephalography and its value in the diagnosis of brain tumours. Surg. Gynec. a. Obst. *53*, 155—168 (1931).

N o r t h f i e l d, D. W. C.: Observations on the clinical indications for cerebral arteriography. Lisboa Méd. *14*, 861—872 (1937).

— Discussion on the value of radiology in neuro-surgery. Proceedings of the Royal Society of Medicine *29*, 1155 (1937).

O k o n e k, G.: Artdiagnose der Großhirngeschwülste. 2. Jahresvers. d. Gesellsch. d. Neur. u. Psych. Frankfurt a. M. Sitz vom 22.—25. VIII. 1936. Ref. Zbl. Neur. *82*, 702 (1937), Ref. Zbl. Neurochir. *2*, 75 (1937).

— Zur Artdiagnose von Hirntumoren durch Arteriographie. Zschr. ges. Neur. u. Psych. *158*, 356—359 (1937).

O l i v e c r o n a, H.: Die parasagittalen Meningiome. Leipzig: Thieme, 1934.

— Neuere Fortschritte in der Neurochirurgie. — Jahreskurse für ärztliche Fortbildung in 12 Monatsheften erscheinenden Lehrvorträgen über den fortlaufenden Wissenszuwachs der gesamten Heilkunde. 1935.

— Chirurgische Behandlung der Geschwülste. In: Neue Dtsch. Chir., Bd. *50*, 193—371. Stuttgart: Enke, 1941.

O t t o, E.: Über die Kontrastdarstellung der Tumormetastasen im Gehirn. Verhandl. der I. Neurochirurg. Tagung in Freiburg, 1948.

P e n f i e l d, W.: The Encapsulated Tumors of the Nervous System: Meningeal Fibroblastoma, Perineurial Fibroblastoma and Neurofibromata of von Recklinghausen. Surg. Gynec. a. Obst. *45*, 178 (1927).

P h i l i p p i d e s, D.: Die Technik der Arteriographie. Chirurg *14*, 585—594 (1942).

P i n e s, L. Y., e. D. G a l p e r i n: Anatomic and angiographic picture of blood vessels. Sovet. psikhonevrol. *3*, 16 (1940).

P u u s e p p, L.: Über Hirnmeningiome in Einzeldarstellungen. Folia Neuropath. Estoniana *1*, 14 (1935).

Q u a r t i, T. Q.: Value of angiography for localisation of tumours of temporal lobe. Radiol. med. *29*, 205 (1942).

R e n c z, A.: Der Stereo-Arteriograph. Fortschr. Röntgenstr. *54*, 404—410 (1936).

R i e c h e r t, T.: Zur Klinik der Gliome im Bereiche der Sehstrahlung mit besonderer Berücksichtigung ihrer arteriographischen Darstellung. Ber. 52. Zusammenk. dtsch ophthalm. Ges. in Heidelberg, 1938.

— Zur Phlebographie der Hirngefäße. Zbl. Chir. *66*, 662—674 (1939).

— Neurochirurgie. I. Teil: Die intrakraniellen Neubildungen. Fortschr. Neur. *14*, 169 (1942).

— Anzeigestellung und Grenzen der operativ-diagnostischen Methoden der Neurochirurgie. Verhandl. der I. Neurochirurg. Tagung in Freiburg, 1948.

– Die Arteriographie der Hirngefäße. Berlin-München: Urban & Schwarzenberg, 1949.

R o a c h, J. F.: Cerebral angiography. Am. J. M.. Sc. *219*, 559—569 (1950).

R u d z k i, J.: Die metastasischen Tumore des Zentralnervensystems. Diss. Breslau, 1941, S. 25.

S a h s, A. L., a. L. A l e x a n d e r: Vascular pattern of certain intracranial neoplasms Studies with the benzidine stain. Arch. neur. a psych. *42*, 44—66 (1939).

S a i, G.: Angiografia cerebrale. Collana oto-neuro-oftal., Roma *1*, 128 (1936).

S a i t o, M., K. K a m i k a w a, et H. Y a n a g i z a w a: Nouvelle méthode de radiographie des artères et des veines sur le vivant. Les applications cliniques au diagnostic. Presse med. *38*, 1725—1729 (1930).

S a n c h e z - P e r e z, J. M.: Angiography. Surgery *10*, 535 (1941).

S c h e r e r, H. J.: Quelques résultats pratiques de l'étude anatomique complète de 135 cas de gliomas confrontés avec les expériences neurochirurgicales. Psychiatr. Bl. *45*, 718—738 (1931).

— Etudes sur les gliomes; les rapports de la croissance gliomateuse avec l'appareil vasculaire. Bull. Assoc. Franç. p. l'Etude du Cancer *26*, 274—313 (1937).

— Structural development in gliomas. Amer. J. Canc. *34*, 333—351 (1938).

— Les formes de croissance des gliomes et leur importance pratique. J. Belge Neur. *39*, 591—597 (1939).

— Les astrocytomes cérébraux et leur rapports avec les glioblastomes. Verh. 3. Intern. Neur. Kongr. 475, 1939. Ref. Zbl. Neur. *98*, 303 (1939).

— The forms of growth in gliomas and their practical significance. Brain *63*, 1—35 (1940).

S h i m i d z u, K.: Beiträge zur Arteriographie des Gehirns; einfache percutane Methode. Arch. klin. Chir. *188*, 295—316 1937).

S c h ö n b a u e r, L.: Zehn Jahre neurochirurgische Erfahrung. Wr. klin. Wschr. *53*, 831—835 (1940).

S n e l l m a n, A.: Angiography as diagnostic method. Duodecim *26*, 55 (1939).

S o r g o, W.: Einführung in die Kontrastmitteldiagnostik cerebraler Erkrankungen. Wien: Deuticke, 1941.

S t a u s, A.: Über die Bedeutung der Arteriographie in der Hirntumordiagnostik. Med. Klin. *41*, 1047—1048 (1941).

T ö n n i s, W.: Neuere Möglichkeiten der Artdiagnose bei Hirngeschwülsten. Allg. Zschr. Psychiatr. *102*, 138—140 (1934).

— Die Bedeutung der „Angiographie cérébrale" für die Indikationsstellung zur Operation von Hirngeschwülsten. Lisboa med. *14*, 773—780 (1937).

— Eigenartige Befunde im Arteriogramm von Patt. mit Glioblastoma multiforme. Brit. Neur. Surg. London 15—16/1/1937. Ref. Zbl. Neurochir. 2, 266, (1937).

— Über Hirngeschwülste. Zschr. Neur. u. Psych. *161*, 114—149 (1938).

— Anzeigestellung zur Arteriographie und Ventrikulographie bei raumbeengenden intrakraniellen Prozessen. Dtsch. med. Wschr. *65*, 246—249 (1939).

— Aussprache zur Mitteilung von Häusler. 63. Tag. Dtsch. Gesellsch. Chir. Ref.: Arch. Klin. Chir. *196*, 41 (1939).

T ö n n i s, W.: Aussprache zur Mitteilung von Mack. 63. Tag. Dtsch. Gesellsch. Chir. Ref.: Arch. Klin. Chir. *196*, 41 (1939).
— Vorweisung zur Erkennung und Behandlung intrakranieller Gschwülste. Mitteilung 58. Tag. Dtsch. Gesellsch. Chir. Berlin, 1934. Ref.: Arch. Klin. Chir. *180*, 35—37 (1934).
T ö n n i s, W., u. A. A s e n j o: Die Diagnose des Glioblastoma multiforme mit Hilfe der Arteriographie. Ein neuer Versuch der Behandlung dieser Geschwülste. Rev. méd. Chile *66*, 1093—1102 u. dtsch. Zusammenfass. 1102—1103 (1938).
T o r k i l d s e n, A.: Tumours of the glioma group. Acta psych. et neur. *10*.
— Carotid angiography: with special reference to the diagnosis of cerebral gliomas. Acta Psych. et Neurol., Suppl. *55* (1949).
T u r n b u l l, F.: Cerebral angiography by direct injection of the common carotid artery. Amer. J. Röntgen. *41*, 166—172 (1939).
U r b a n, H.: Erfahrungen mit der Arteriographie des Gehirns. Wr. klin. Wschr. *48*, 924—927 (1935).
W a k e l e g, C. P., a. A. O r l e y: Cerebral Arteriography in: A texbook of neuro-radiology. London, Baillière, Tindel a. Cox 170—182, 1938.
W i c k b o m, I.: Cerebral angiography: a comparative study. Acta Psych. et Neurol., Suppl. *46*, 337 (1947).
— Angiography of the carotid artery. Part I a, II. Acta Radiologica, Suppl. *72* (1948).
Z ü l c h, K. J.: Die Gefäßversorgung der Glioma. 5. Jahresvers. Gesellsch. Dtsch. Neur. u. Psych. Wiesbaden 26—28/3/1939. Ref.: Zbl. Neur. u. Psych. *94*, 359 (1939).
— Über die geschichtliche Entwicklung und den heutigen Stand der Klassifikation der Hirngeschwülste (unter besonderer Berücksichtigung der Glioma). Zbl. Neurochir. *4*, 251—272 u. 325—335 (1939).
— Über die Pathologie der Gliome. Fortschr. Neur. u. Psych. *II*, 121—137 (1939).
— Die Gefäßversorgung der Gliome. Zschr. Neur. u. Psych. *167*, 585—592 (1939).

Abbildungen.

Abb. 4. Fall 38 *(G. K.)*. Temporales Glioblastom. Gruppe III.

Stärkste Verlagerung der Gefäße der Sylvischen Gruppe. An der Tumorperipherie gestreifte Schatten zartester Gefäße, die zu Netzen anastomosiert
sind. Orientierung der Gefäße in der neoplastischen Zone sehr klar. Die gleichen
Formationen nehmen in A. P.-Projektion einen Rand aus Granularschatten ein.
Pinselförmige Gefäße umgeben peripherisch fast den ganzen Tumor.

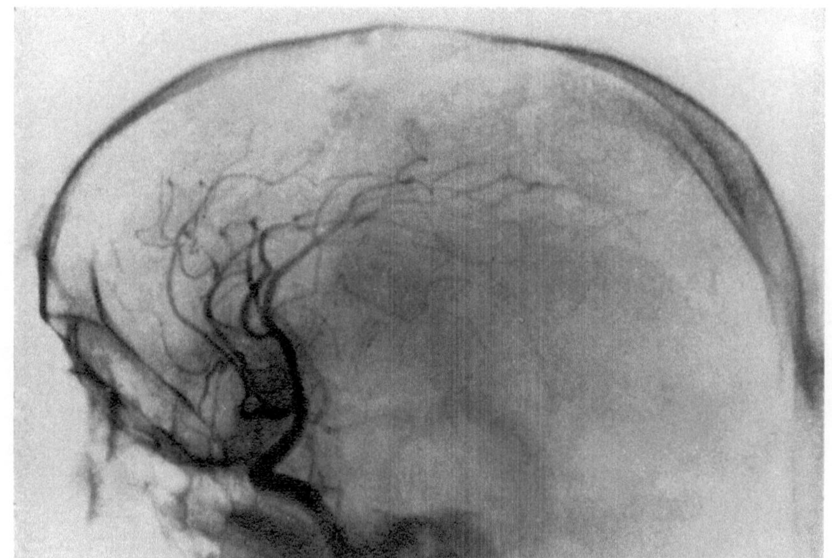

Abb. 4.

Abb. 5 und 6. Fall 42 *(G. K.)*. Frontalparietales Glioblastom. Gruppe III.

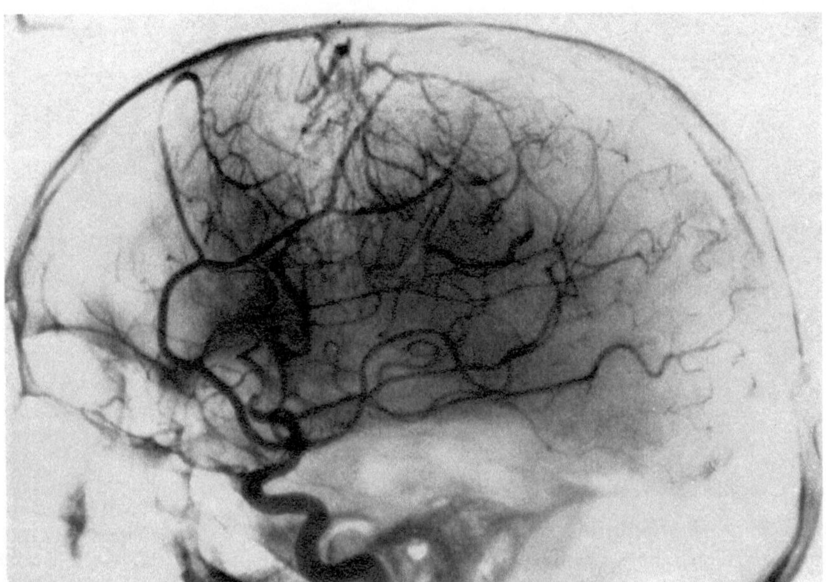

Abb. 5.

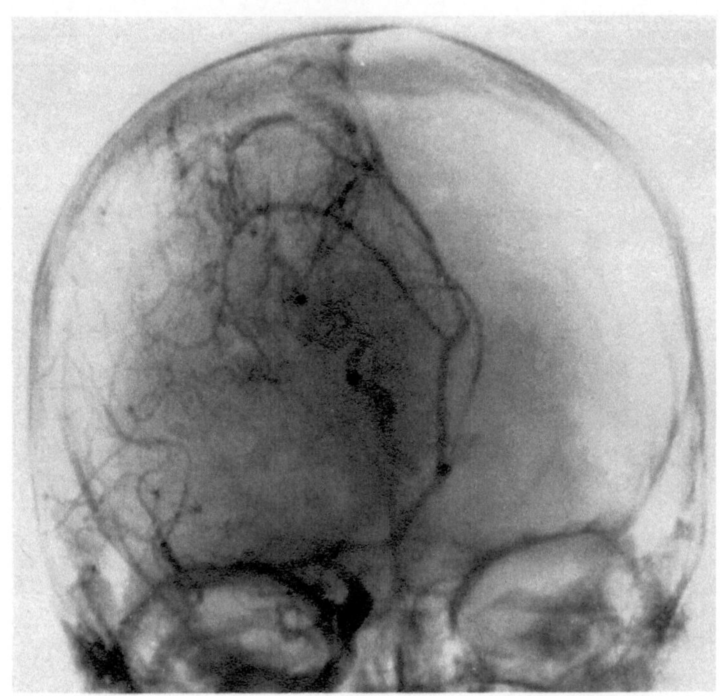

Abb. 6.

Abb. 7 und 8. Fall 43 *(H. M.)*. Temporo-parietales Glioblastom. Gruppe III.

Ganz geringe Verlagerung der Sylvischen Gruppe, die zur Gänze vom Tumor eingeschlossen ist. Kinderhandgroße Zone von einem an einigen Stellen mehr eng-, an andern eher weitmaschigen Gefäßnetz eingenommen, das sich aus zartesten Gefäßen zusammensetzt, die manchmal ein einfach fibrillär gestreiftes Bild geben; in A. P.-Projektion noch klarer. Das Kaliber der feineren Normalgefäße ist ganz unregelmäßig. In A. P.-Projektion deutliche Orientierung der Gefäße in einigen Punkten.

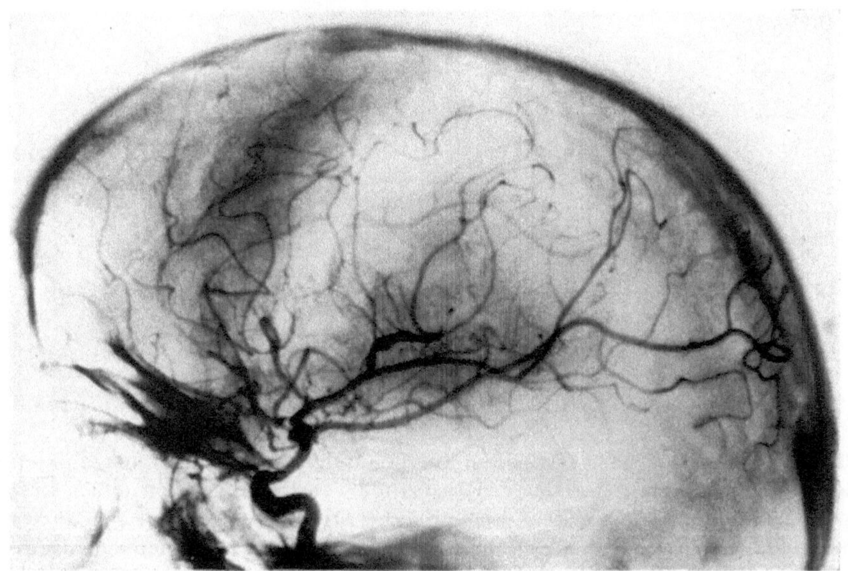

Abb. 7.

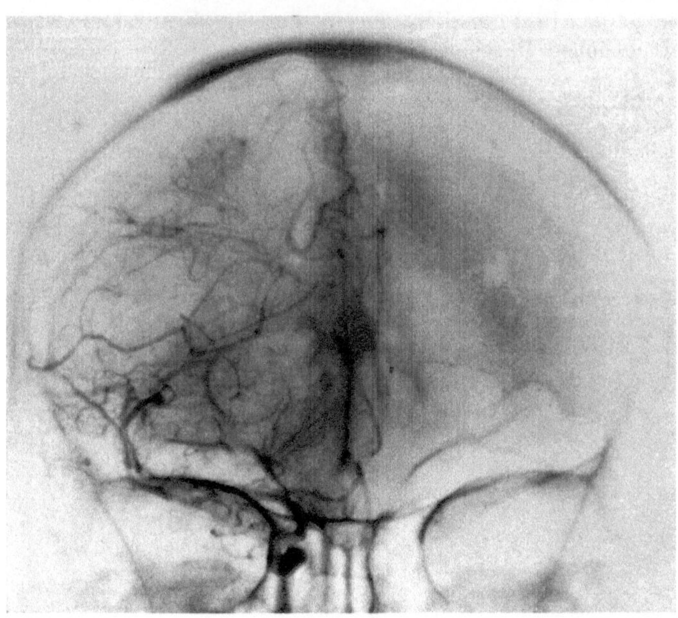

Abb. 8.

Abb. 9 und 10. Fall 45 *(W. H.)*. Occipitales Glioblastom. Gruppe III.

Mäßige Verlagerung der normalen Gefäße; die normalen und neugebildeten Gefäße umgrenzen klar den Tumor. Faustgroßer Tumor, oben von einem kreisförmig verlaufenden Gefäß klar abgegrenzt. Die entsprechende Tumorzone äußerst gefäßreich. Es handelt sich um einige offenbar peripherische Gefäße von etwas größerem Kaliber und um ein weitmaschiges Gefäßnetz (im Oberteil etwas engmaschiger), das unten aus verschiedenartigen, aber in ihrem ganzen Verlauf klar verfolgbaren Adern gebildet ist. In einer Zone des Tumors klare pinselförmige Anordnung. Im Zentrum ein Gefäß in ganz engen Spiralen. In A. P.-Projektion ist das Bild gänzlich verschieden: das Kontrastmittel in granulären, völlig undeutlichen Maschen verteilt.

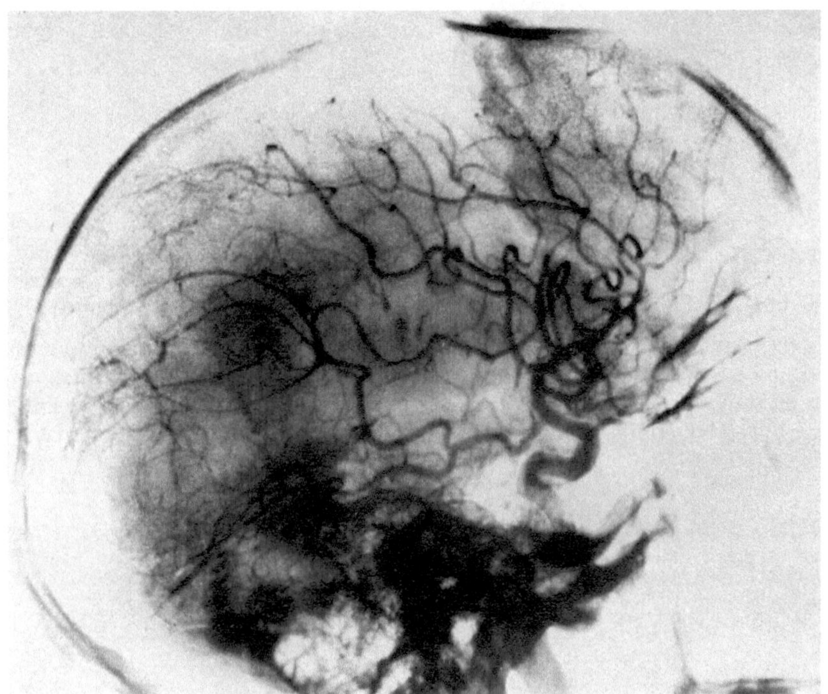

Abb. 9.

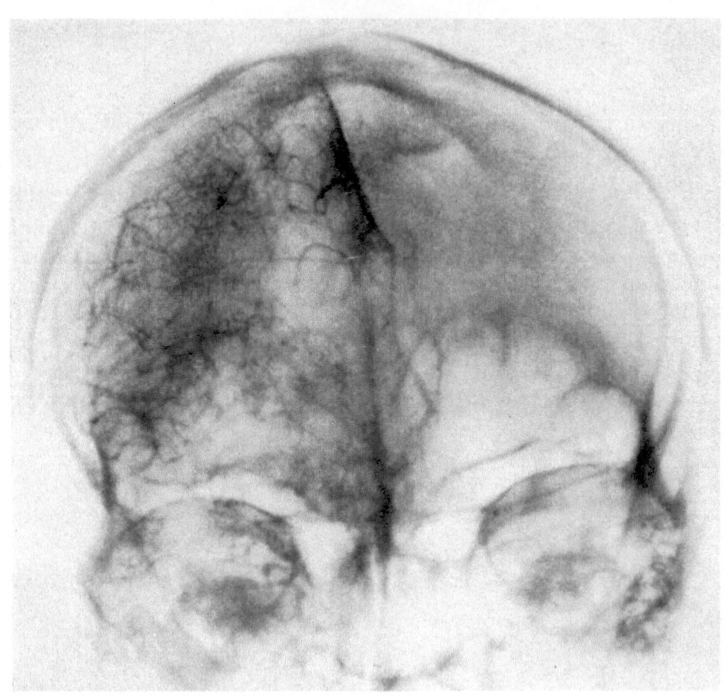

Abb. 10.

Abb. 11. Fall 47 *(J. E.)*. Temporo-occipitales Glioblastom. Gruppe III.

Die Sylvische Gruppe ist stark nach oben verlagert. Die Tumorzone wird von zahlreichen zarten Gefäßen eingenommen, die äußerst unregelmäßig und gewunden verlaufen; sie sind zu Netzen anastomosiert, deren Maschen verschieden groß und unregelmäßig geformt sind.

Abb. 12. Fall 48 *(R. P.)*. Temporo-occipitales Glioblastom. Gruppe III.

Stärkste Verlagerung der Sylvischen Gruppe; von hier gehen einige Gefäße aus, die zum Tumor führen und stark bogenförmig verschoben sind. Faustgroßer Tumor, umgeben von zwei Gefäßen, Zweige der Media, die ihn klar abgrenzen. Im Zentrum ist der Tumor ganz gefäßarm. An der Peripherie bemerkt man einige weite Maschen, die aus zartesten Gefäßen gebildet sind, deren Wand aber regelmäßig ist. Auch ihr Verlauf ist recht regelmäßig. In A. P.-Projektion korrespondiert mit dem Tumor ein undeutlicher, leicht gestreifter Schatten.

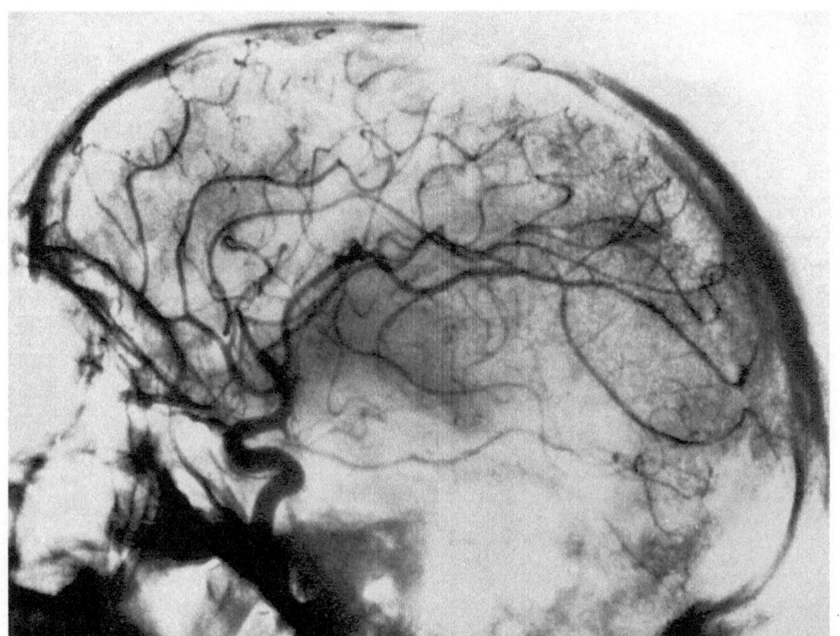

Abb. 11.

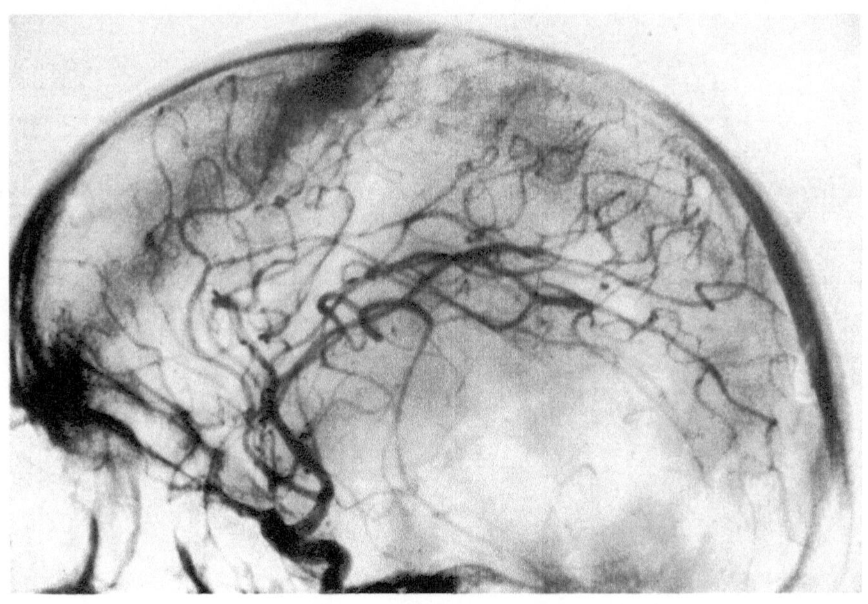

Abb. 12.

Abb. 13. Fall 50 *(De B.).* Fronto-temporales Glioblastom. Gruppe IV.

Geringe Verlagerung der Eigengefäße, die den Tumor umgeben. Die ganze, vom Tumor besetzte Zone sieht wie ein granulärer Schatten aus, von verschiedener Intensität. In einigen Zonen sind die granulären Schatten größer und zahlreicher. In der Tumorzone sieht man auch Gefäße mit unregelmäßigem Kaliber, mit unbestimmtem Verlauf, manchmal unter sich anastomosiert. Arteriovenöse Fisteln vorhanden.

Abb. 14. Fall 51 *(D.).* Frontales Glioblastom. Gruppe IV.

Geringe Verlagerung der Eigengefäße, die den Tumor umgeben. In der vom Tumor besetzten Zone sieht man, peripherisch gelegen, zahlreiche granuläre Schatten, in einigen Punkten in Gruppen versammelt. Rückwärts dieser Schatten, immer in der Tumorzone, sieht man dünne Kapillare zu Netzen anastomosiert. Von der zentralen Zone des Tumors entzweigt sich ein großes venöses Gefäß (arterio-venöse Fistel), welches außerhalb des Tumors in die temporale Region läuft.

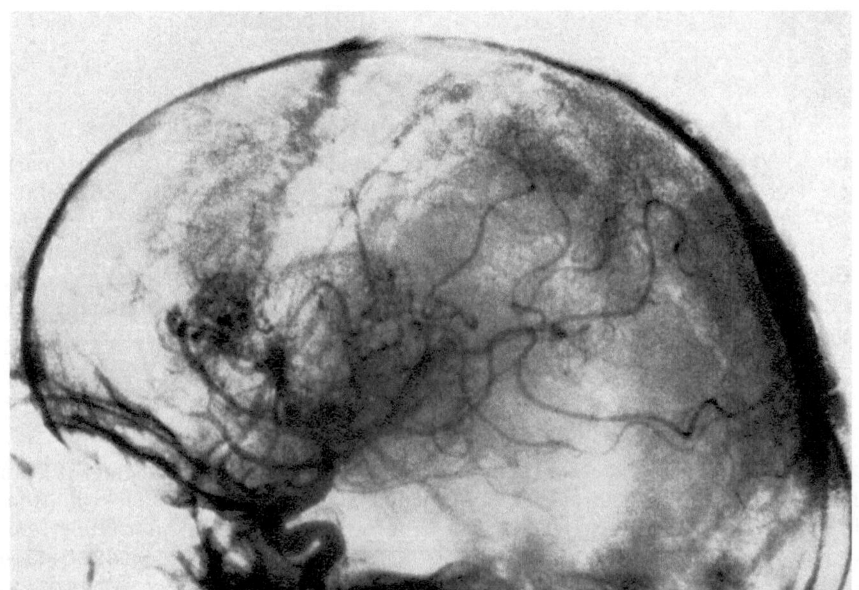

Abb. 13.

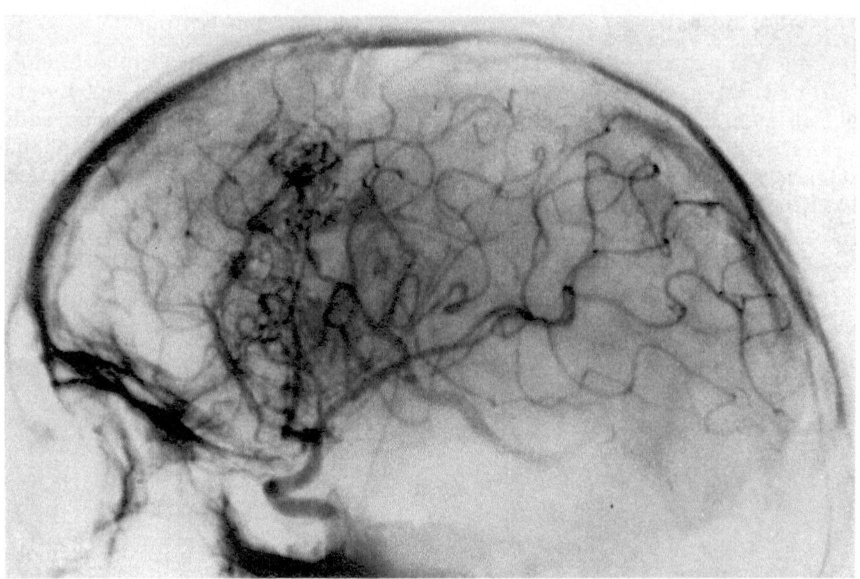

Abb. 14.

Abb. 15. Fall 52 *(D. B.)*. Frontales Glioblastom. Gruppe IV.

Geringe Verlagerung der Eigengefäße. In der Tumorzone, besonders peripherisch, sieht man eine Anhäufung von granulären Schatten um die Hirngefäße gelegen, welche in einigen Punkten ein unregelmäßiges Kaliber haben. Der Tumor ist von einem Gefäß mit großem Kaliber durchkreuzt, in welchem Inneren das Kontrastmittel unregelmäßige Schatten wiedergibt. In anderen Zonen des Tumors sieht man dünne Gefäße mit unregelmäßigem Verlauf und engen Wellen unter sich anastomosiert.

Abb. 16. Fall 58 *(F. H.)*. Temporales Glioblastom. Gruppe IV.

Stärkste Verlagerung der normalen Gefäße. Über dem Syphon bemerkt man ein unscharfes vaskuläres Bild mit zahlreichen hirsekorngroßen Fleckschatten. Auf der Frontalaufnahme im Bereich des Fronto-temporale sieht man viele feinste, wirr durcheinander verlaufende Gefäßchen; temporal zu werden die Gefäße etwas stärker. Dort findet man auch ein Gefäß, welches wegen seines Charakters als eine Ader zu betrachten ist. Arterio-venöse Fisteln vorhanden.

Abb. 17. Fall 62 *(E. K.)*. Temporales Glioblastom. Gruppe IV.

Geringe Verlagerung der Sylvischen Gruppe. An der Tumorperipherie einige gestreifte Schatten zartester, zu Netzen anastomosierter Gefäße. In Lateralprojektion sieht man andere zahlreiche granuläre Schatten, unter denen einige größere. Dieselben Bildungen nehmen in A. P.-Projektion das Aussehen eines Granularschattens an. Pinselförmige Gefäße, die den Tumor umgeben. Arteriovenöse Fisteln vorhanden.

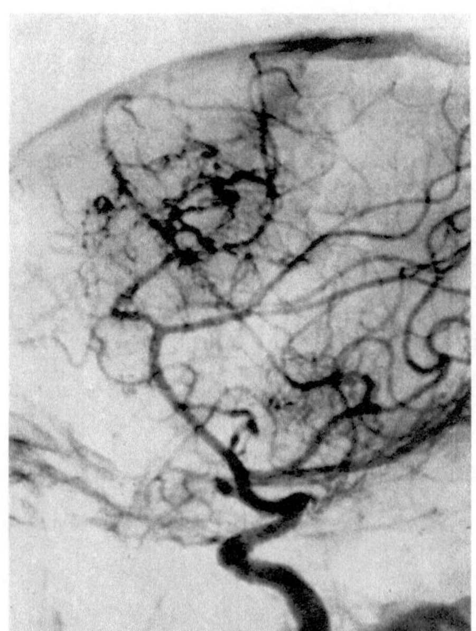

Abb. 15.

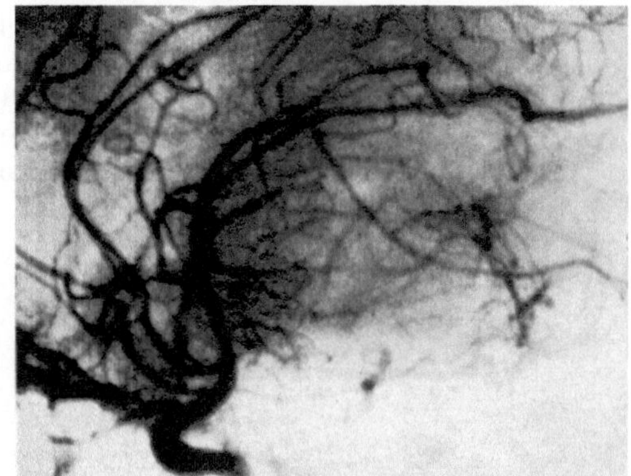

Abb. 16.

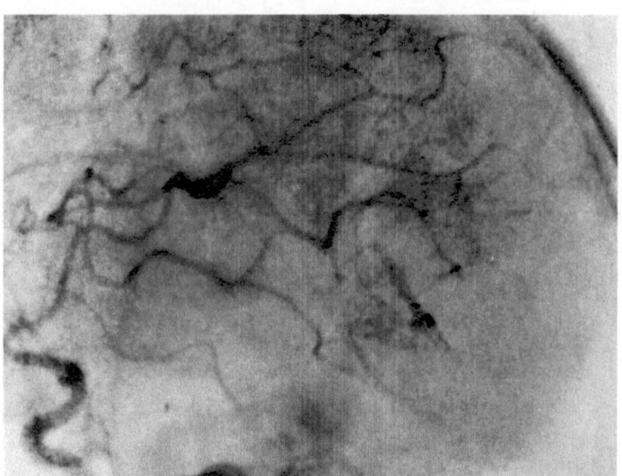

Abb. 17.

Abb. 18. Fall 64 *(M. B.).* Parietales Glioblastom. Gruppe IV.

Die Tumorzone wird von einigen Gefäßen variablen Kalibers eingenommen, die unregelmäßig in gewundenen, weitläufigen Kurven liegen. In einigen Punkten scheinen sie untereinander anastomosiert. An der Peripherie ist ein Bündel zu bemerken, das den Tumor fast gänzlich umgibt und aus zartesten Kapillaren besteht, möglicherweise mit einer bestimmten Orientierung. In ungefähr einem Drittel seiner Ausdehnung wird dieses Netz durch ein Bündel kleiner Granularschatten ersetzt, unter denen sich auch einige größere befinden. Einige solcher Schatten auch im Tumorzentrum. Arterio-venöse Fisteln vorhanden.

Abb. 19. Fall 65 *(E. T.).* Fronto-parietales Glioblastom. Gruppe IV.

Geringe Verlagerung der normalen Gefäße. Großer Tumor mit einer Zentralzone, in der es überhaupt kein charakteristisches Gefäß gibt, und einer peripherischen Zone, die an charakteristischen Gefäßen reich ist. Diese stellen sich fast überall als kleinkörnige Granularschatten dar. An manchen Stellen vereinigen sie sich zu einem größeren Fleck. Arterio-venöse Fisteln vorhanden.

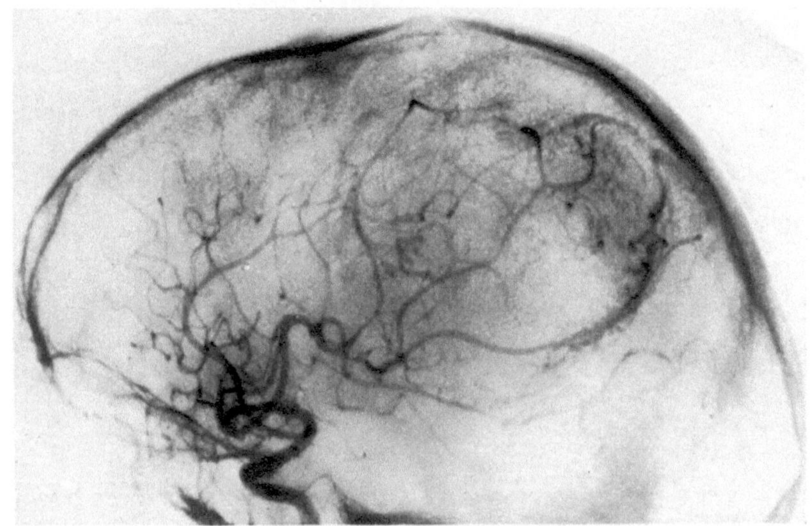

Abb. 18.

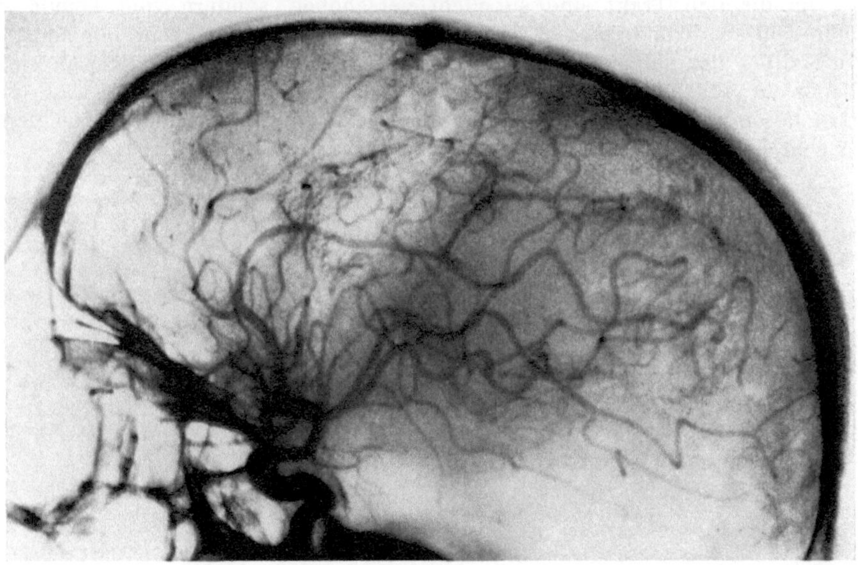

Abb. 19.

Abb. 20 und 21. Fall 66 *(E. D.).* Temporal-parietales Glioblastom. Gruppe IV

Starke Verlagerung der Gefäße der Sylvischen Gruppe in ihrem Anfangs-lauf; im distalen Trakt sind sie nicht verschoben, sondern vom Tumor ein-geschlossen. Die Tumorzone ist von einem Komplex von Gefäßen eingenommen, deren Kaliber ziemlich groß, aber äußerst unregelmäßig ist; der Tumor an vielen Stellen sieht wie ein Granularschatten aus. Dieses Aussehen ist in A. P.-Pro-jektion besonders deutlich. Es sind zahlreiche Blutseen vorhanden, von denen einer sehr groß ist. Arterio-venöse Fisteln vorhanden.

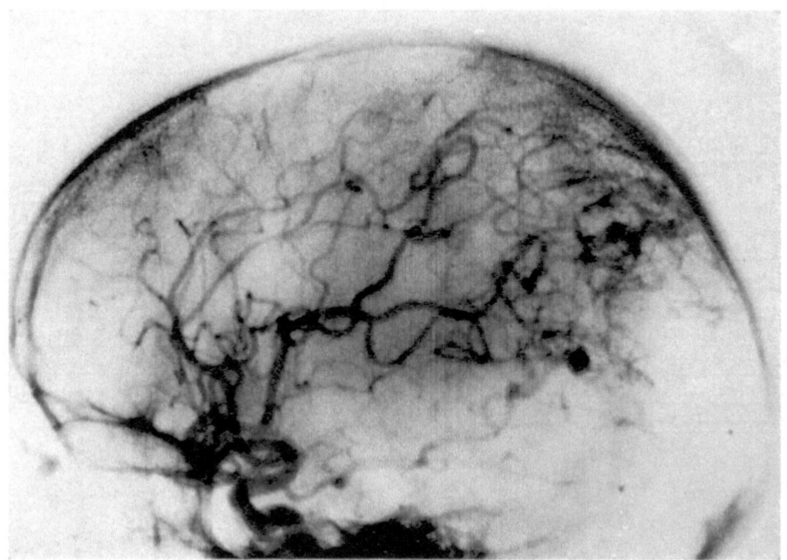

Abb. 20.

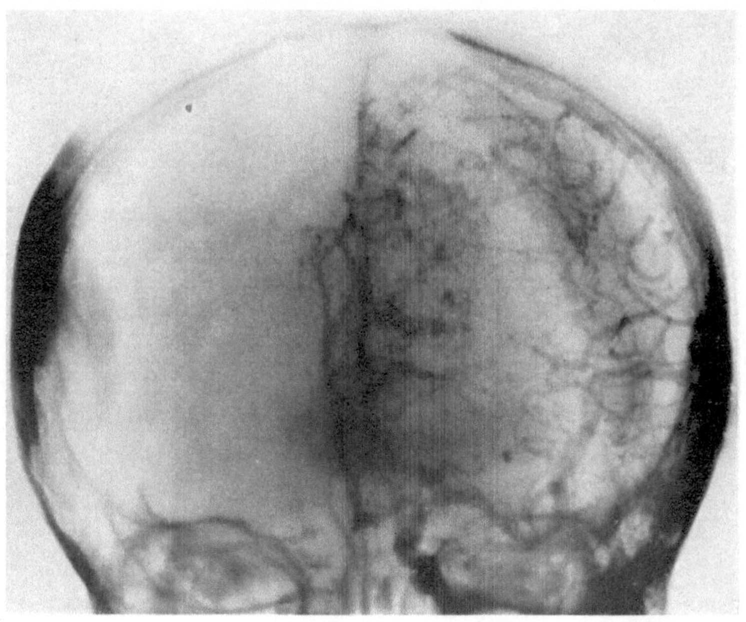

Abb. 21.

Abb. 22. Fall 67 *(W. V.)*. Temporo-parietales Glioblastom. Gruppe IV.

Mäßige Verlagerung der Gefäße der Sylvischen Gruppe, die den Tumor unten begrenzt. Faustgroßer Tumor mit deutlich sichtbaren charakteristischen Eigengefäßen; man hat den Eindruck, daß sie den Tumor teilweise umschließen; am Zentrum unbedingt weniger reichlich. Es handelt sich um kleine Granularschatten, deutliche Fisteln und um ein dünnes Netz von Gefäßen mit unscharfen Wänden, aber trotzdem in ihrem Verlauf verfolgbar. In einigen Punkten bieten sie den Anblick eines gestreiften Schattens. Das Gefäßnetz besteht aus zahllosen Schlingen und netzartig anastomosierenden Knäueln. Arterio-venöse Fisteln vorhanden.

Abb. 23. Fall 68 *(G. K.)*. Parieto-temporo-occipitales Glioblastom. Gruppe IV.

Geringe Verlagerung der Eigengefäße. In der Tumorzone, besonders peripherisch, sieht man eine Anhäufung von granulären Schatten um die Hirngefäße gelegen, welche in einigen Punkten ein unregelmäßiges Kaliber haben. Der Tumor ist von einem Gefäß mit großem Kaliber durchkreuzt, in dessen Inneren das Kontrastmittel unregelmäßige Schatten wiedergibt. In anderen Zonen des Tumors sieht man dünne Gefäße mit unregelmäßigem Verlauf mit sehr engen Biegungen unter sich anastomosiert. Arterio-venöse Fisteln vorhanden.

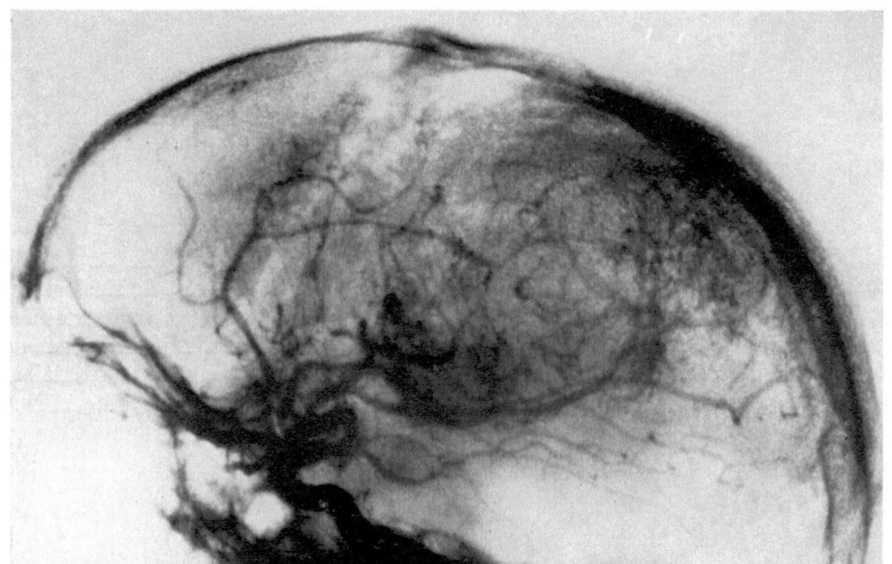

Abb. 22.

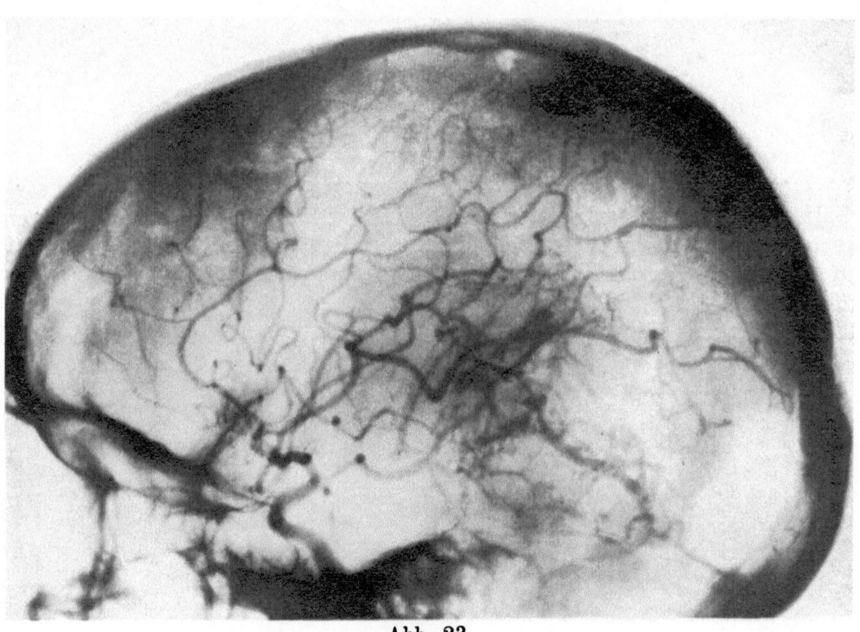

Abb. 23.

Abb. 24. Fall 69 *(H. S.)*. Diffuses Glioblastom. Gruppe IV.

Mäßige Senkung des Syphons und der Sylvischen Gruppe. In A. P.- Projektion im Parietalbereich eine Reiskornerweiterung kleiner Gefäße, welche dort sehr zahlreich sind. In Lateralprojektion im fronto-parietalen Bereich bemerkt man eine fünfmarkstückgroße Zone, in welcher kleine Gefäße mit unscharfer Begrenzung ohne Orientierung verlaufen, manchmal zu einem Netz anastomosieren. Hier bemerkt man einen großen Blutsee und zahlreiche kleinere granuläre Schatten.

Abb. 25. Fall 71 *(G. B.)*. Fronto-temporales Glioblastom. Gruppe V.

Geringe Verlagerung der normalen Gefäße. Großer, unregelmäßig geformter Schatten, der aus einer großen Zahl kleiner granulärer Flecken mit undeutlichen Rändern besteht. An der Peripherie verläuft gegen das Zentrum zu ein großes Gefäß in starken Windungen, mit Bestimmtheit eine Vene. Arterio-venöse Fisteln, Blutseen vorhanden.

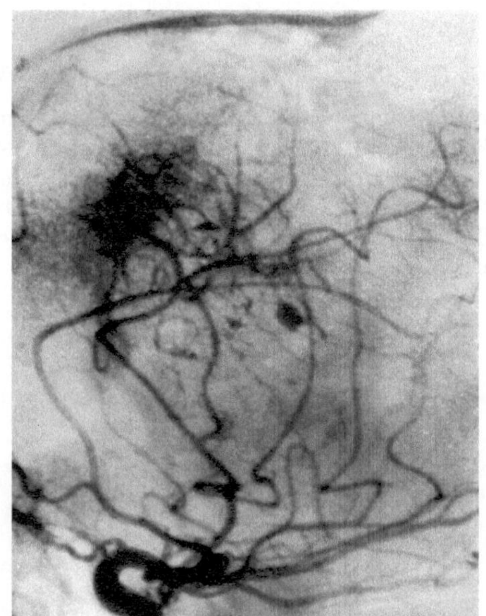

Abb. 24.

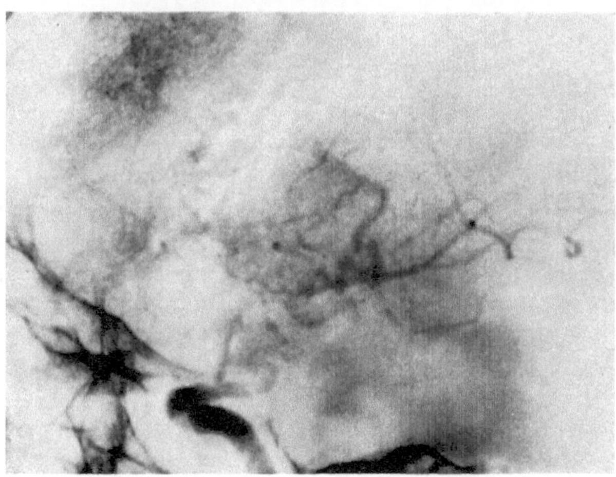

Abb. 25.

Abb. 26. Fall 72 *(G. G.)*. Parietales Glioblastom. Gruppe V.

Geringe Verlagerung der normalen Gefäße. Korrespondierend mit der vorderen Zentralzone eine große ovale Zone viermal 3 cm im Durchmesser, in der das Kontrastmittel einen diffusen Schatten bestimmt, in dessen Zentrum vielleicht ein Gefäß (Vene?) klarer zu sehen ist. Der rückwärts abschließende Halbkreis ist von einem größeren Gefäß mit unregelmäßigen Wänden begrenzt. Einige arterio-venöse Fisteln.

Abb. 27. Fall 73 *(H. M.)*. Fronto-parietales Sarkom.

Geringe Verlagerung der normalen Gefäße. Die Zone, welche dem Tumor entspricht, ist von einigen spärlichen Gefäßen eingenommen, mit regelmäßigem Kaliber, welche mit breiten Wellenbeugungen unabhängig eins vom anderen verlaufen. Zwei stärkere Gefäße ziehen sich in die Gegend des fronto-parietalen Gebietes.

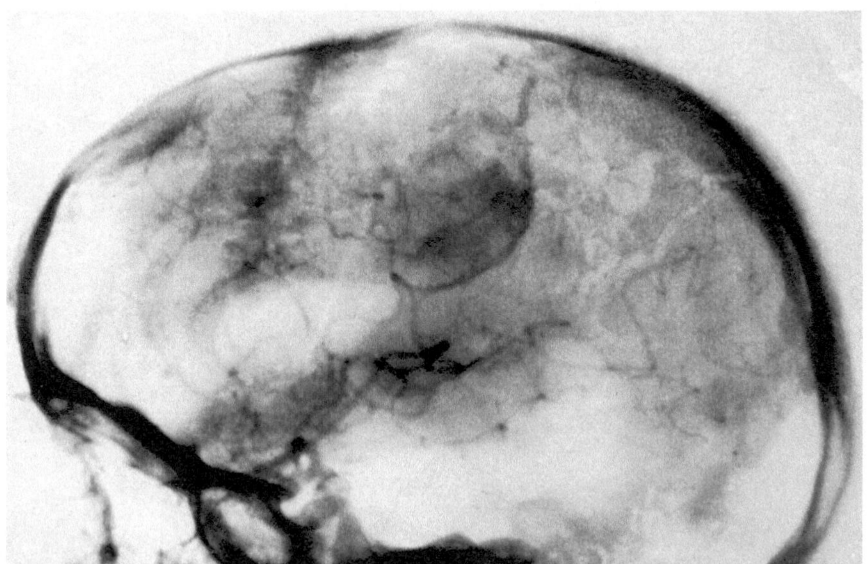

Abb. 26.

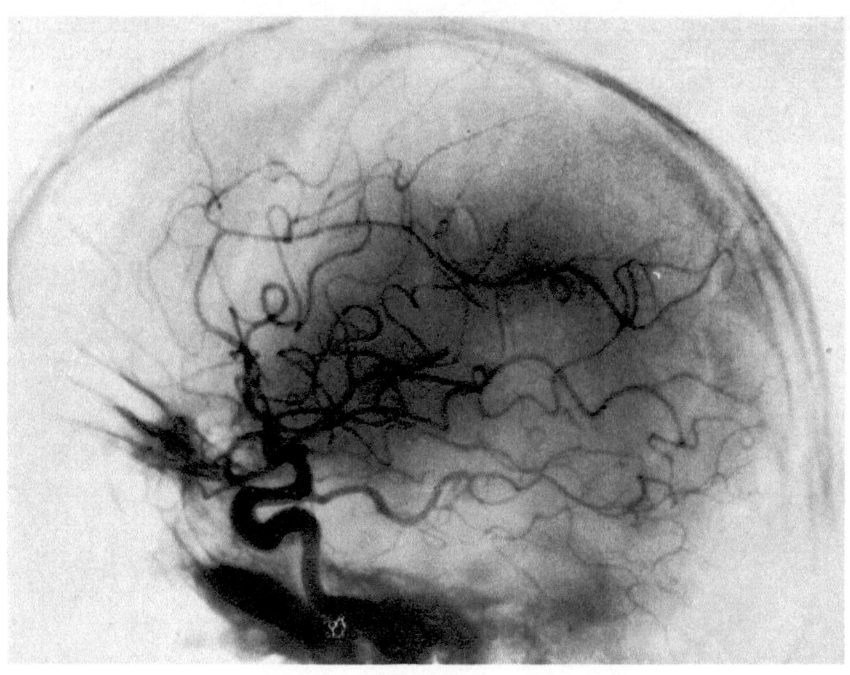

Abb. 27.

Abb. 28 und 29. Fall 77 *(M. R.)*. Frontales Sarkom. Gefäßdarstellung aus der
Art. Carotis externa und interna.

Starke Verlagerung der normalen Gefäße. Im Frontalbereich sieht man einen
großen Knochendefekt, welcher auf der Leeraufnahme, ohne Kontrastmittel, an
eine Schüller-Christiansche Erkrankung denken ließ. Die Arteriographie der
inneren Carotis hat ein Fehlen der Füllung der Arteria cerebri anterior gezeigt.
Arterio-venöse Fisteln vorhanden.

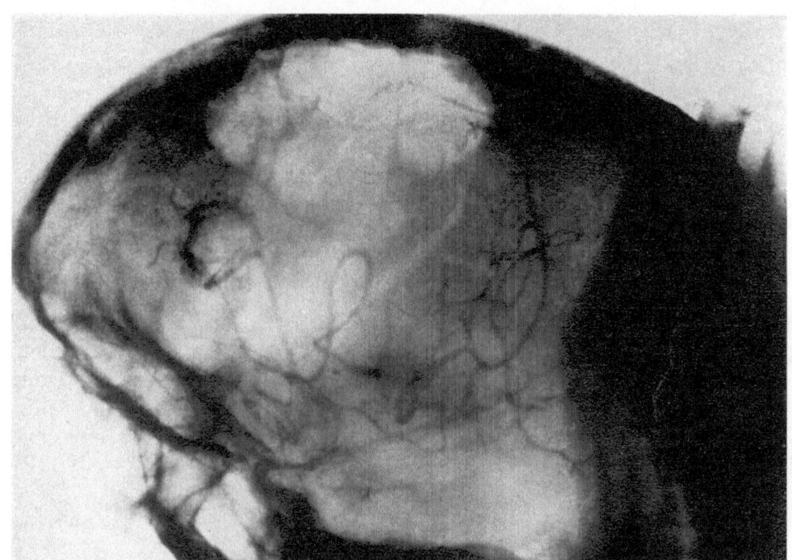

Abb. 28.

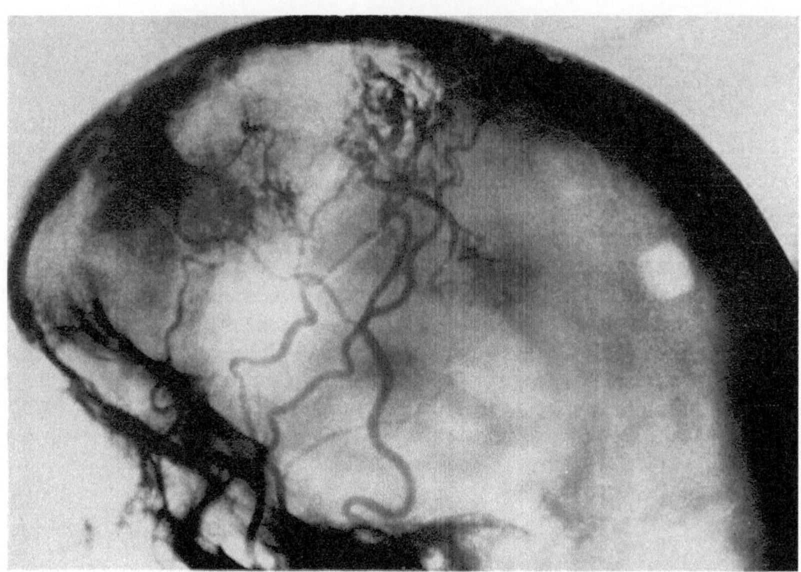

Abb. 29.

Abb. 30. Fall 76 *(M. C.)*. Temporo-parietales Sarkom.

Stärkste Verlagerung der normalen Gefäße. Große Geschwulst, in deren Zone
man einige Gefäße mit breitem Kaliber beobachten kann, mit leicht wellenförmigem Verlauf. Man sieht außerdem dünnere Gefäße mit feinem wellenförmigem
Verlauf, welche in einen oberen Punkt der Geschwulst zusammenzufließen
scheinen. Es ist unsicher, ob sich in der unteren Seite des Tumors ein venöses
Gefäß bildet.

Abb. 31. Fall 78 *(H. W.)*. Frontales Sarkom.

Geringe Verlagerung der normalen Gefäße. Auf dem lateralen Arteriogramm
beobachtet man ein großes Gefäß, welches sich von der Arteria cerebri anterior
nahe deren Ursprung von dem Carotis-Syphon trennt, und mit einem Verlauf,
der der fronto-polaren Arterie sehr ähnlich ist, gelangt es zur Sutura fronto-
parietalis. Hier verzweigt es sich in mehrere Äste, von denen zwei größer und
gabelförmig sind. Diese Zweige sind unter sich durch zahlreiche anastomotische
Äste vereinigt mit spiralem Verlauf, mit undeutlichen Grenzen, von sehr verschiedenem Kaliber. Besonders in der so umschriebenen peripherischen Zone
beobachtet man zahlreiche blutige Lücken. Man kann auch venöse Gefäße sehen.
Arterio-venöse Fisteln vorhanden.

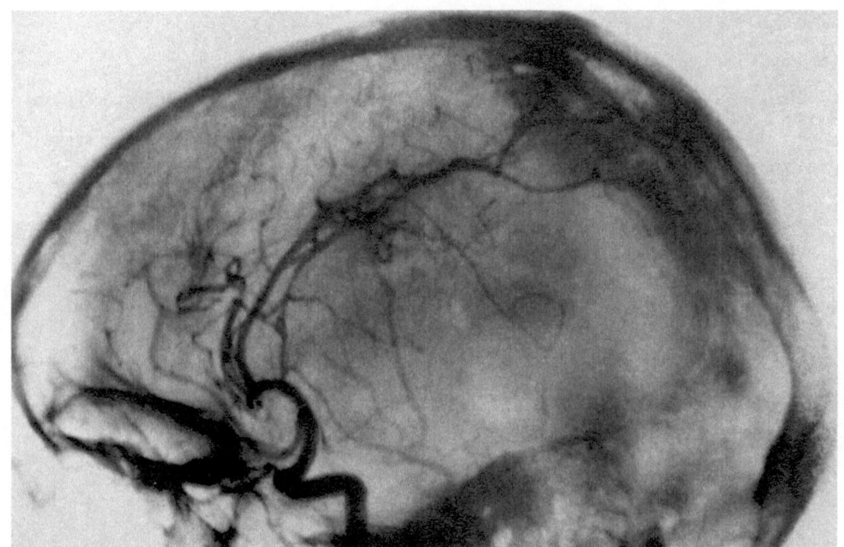

Abb. 30.

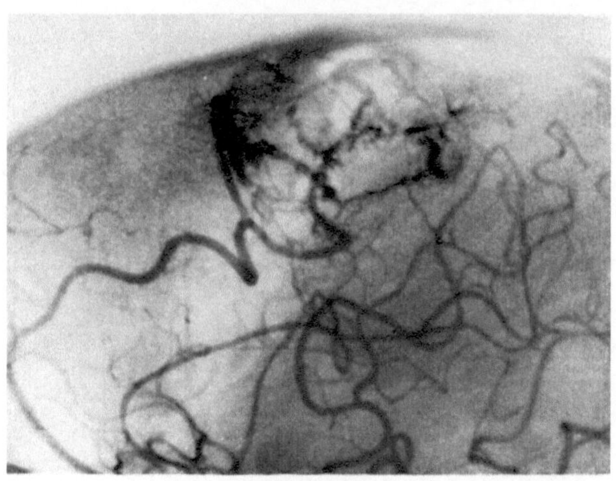

Abb. 31.

Abb. 32. Fall 80 *(E. H.)*. Parietale Metastase eines Bronchus-Carcinom. Gruppe I.
Mäßige Verlagerung der normalen Gefäße. Arteriogramme, negative, für charakteristische Gefäße. Arteriographische Diagnose: Astrocytom.

Abb. 33. Fall 82 *(E. M.)*. Metastatisches Carcinom, frontal. Gruppe I.
Starke Verlagerung der normalen Gefäße. Negative Arteriogramme.

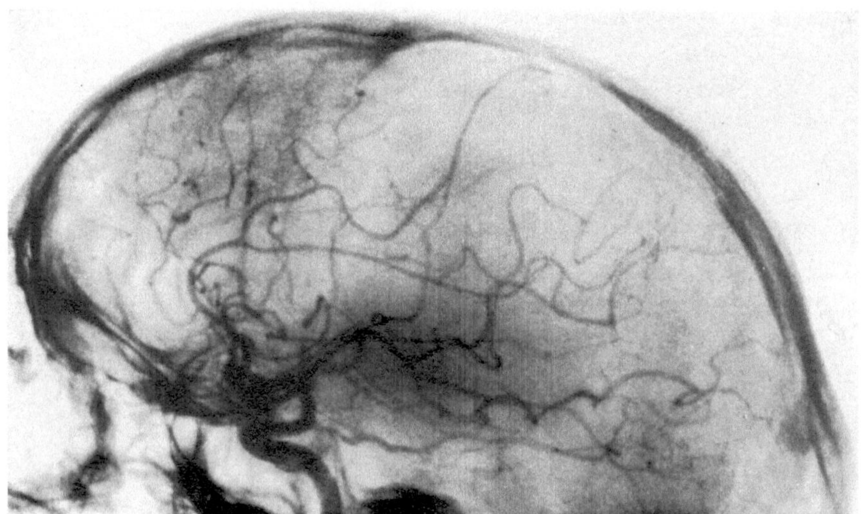

Abb. 32.

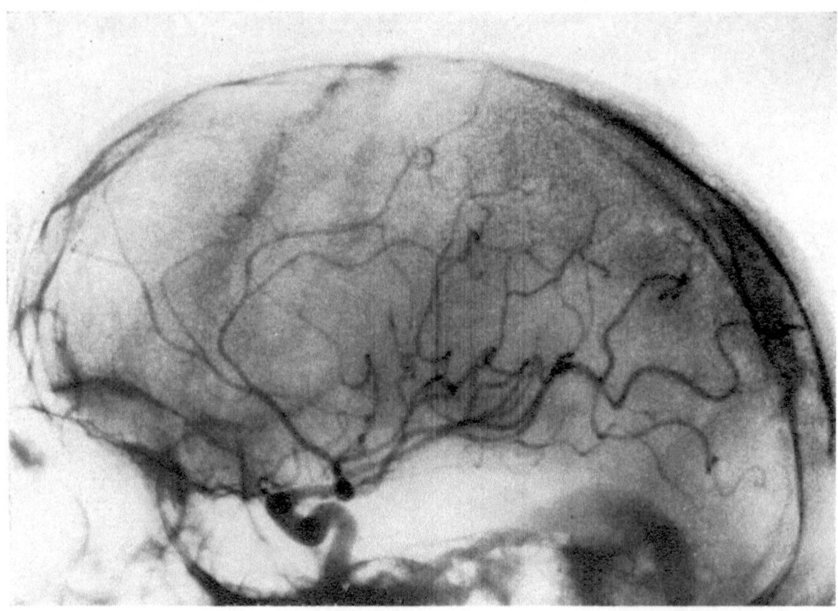

Abb. 33.

Abb. 34. Fall 87 *(B. B.)*. Hirnmetastase, frontal, links, aus einem unbekannten primären Tumor. Gruppe I.

Normalgefäße stark verlagert.

Abb. 35. Fall 89 *(W. B.)*. Fronto-parietale Metastase, links. Primärer Tumor, Chondrosarkom des Armes. Gruppe I.

Mäßige Verlagerung der normalen Gefäße. Negative für Eigengefäße.

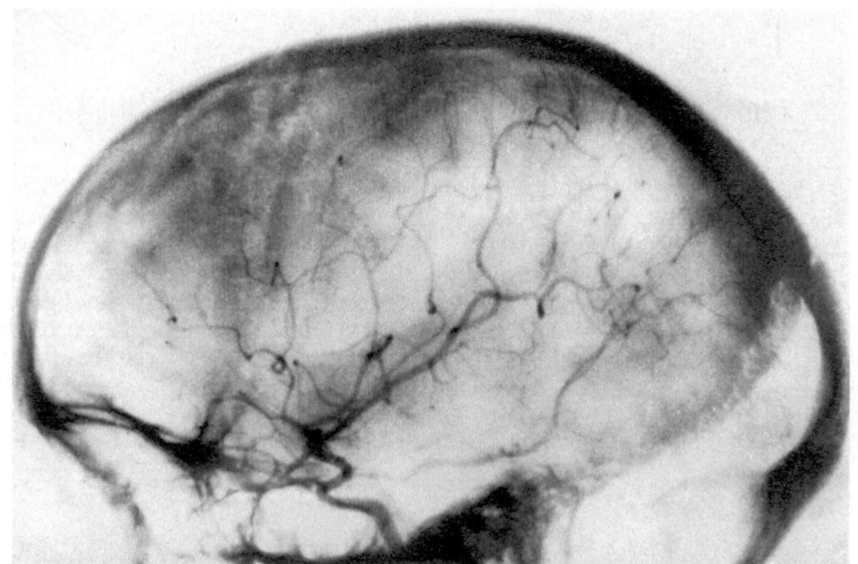

Abb. 34.

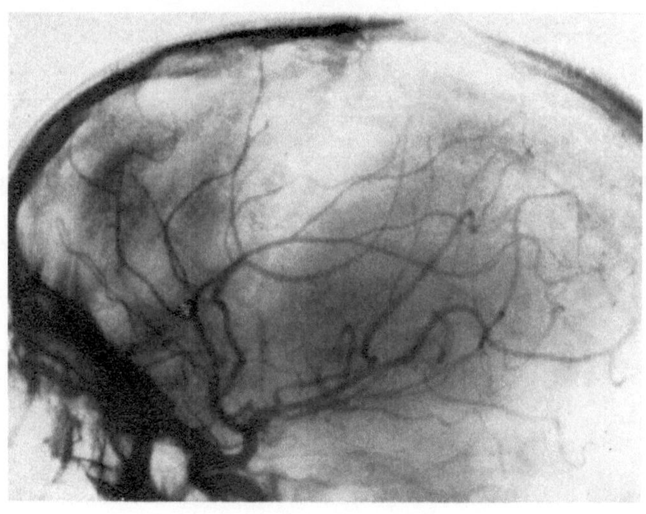

Abb. 35.

Abb. 36. Fall 93 *(A. De R.)*. Parietale Metastase, rechts, aus einem unbekannten primären Tumor. Gruppe II.

Geringe Verlagerung der normalen Gefäße. In der rückwärtigen Parietalregion bemerkt man ein Gebiet, in dem das Kontrastmittel eine Gefäßlakune mit nicht gut kenntlichen Rändern füllt. Der Schatten ist nicht gleichmäßig, sondern granulär. Diese Lakune hat die Form eines Halbkreises und stellt die Hälfte des Umkreises einer Zone von etwa 2 cm Durchmesser dar. In ihrem Oberlauf scheint sie von zwei ganz nahe aneinander liegenden Adern gebildet zu sein. Aus ihrem Innenrand gehen einige kleine, verschieden geformte Granularschatten aus, die gegen das Zentrum der tumoralen Zone verlaufen. Hinter der Tumorperipherie kleine Schatten mit den gleichen Charakteristiken. Arteriographische Diagnose: Glioblastom. Keine arterio-venöse Fisteln. Großer Blutsee vorhanden.

Abb. 37. Fall 94 *(H. R.)* Occipitales metastatisches Carcinom, links. Gruppe II.

Geringe starke Verlagerung der Eigengefäße. Die Tumorzone wird von einem weiten Netz zartester Kapillaren mit undeutlichen Wänden eingenommen, die unregelmäßiges Kaliber haben und wie ein ganz feiner Rosenkranz aussehen; durchaus ähnlich dem Vorkommen bei Glioblastom.

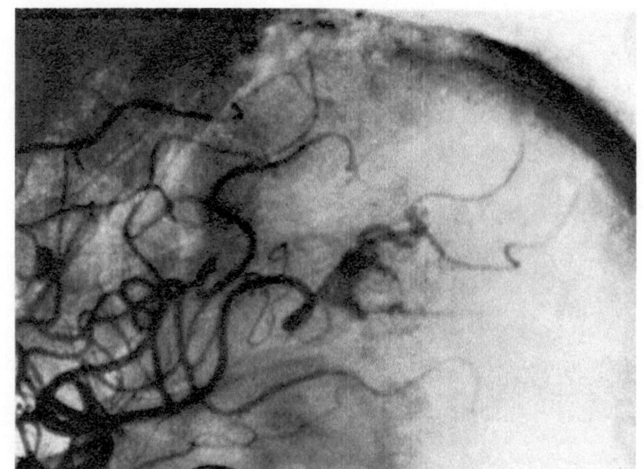

Abb. 36.

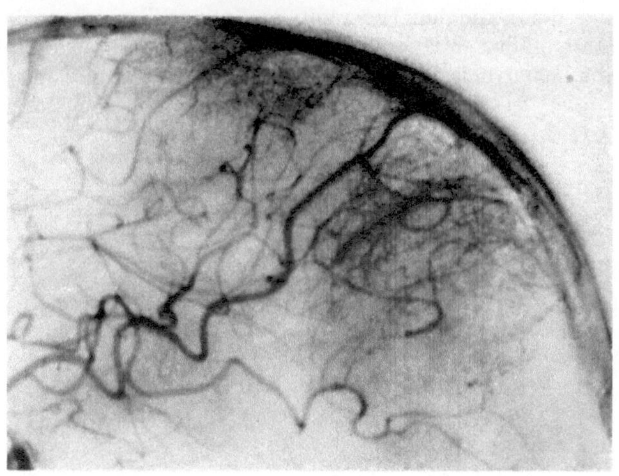

Abb. 37.

Abb. 38 und 39. Fall 95 *(M. B.)*. Fronto-basales metastatisches Hyponephrom,
links. Gruppe II.

Geringe Verlagerung der normalen Eigengefäße. In der Tumorzone bemerkt
man ein zartes Netz von Gefäßen mit verschiedenem Kaliber und ziemlich geradlinigem Verlauf, die den Eindruck erwecken, gegen eine zentrale Zone zusammenzufließen.

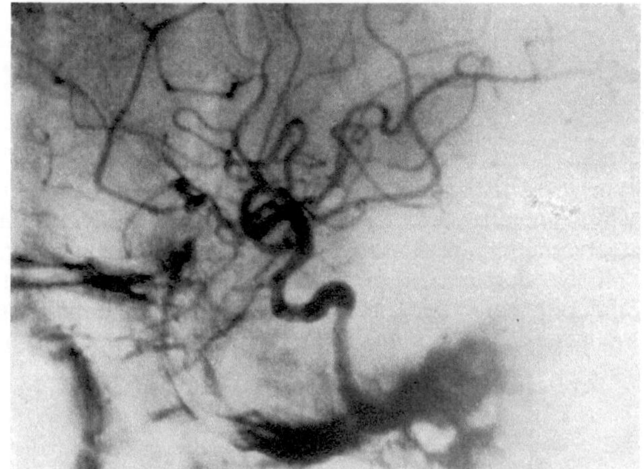

Abb. 38.

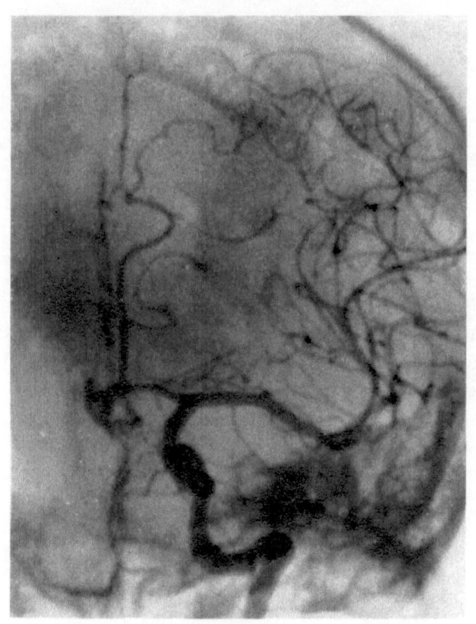

Abb. 39.

Abb. 40. Fall 103 *(F. B.)*. Frontales Oligodendrogliom. Gruppe II.

Eigengefäße mäßig verlagert. Starke Verlagerung der Anterior. Die Tumorzone wird von einigen Gefäßen mit etwas größerem Kaliber unter geradlinigem
und gebogenem Verlauf eingenommen, deren Schatten nicht durchaus rein umgrenzt ist. Ferner ist ein Netz aus zarten, untereinander anastomosierten Gefäßen da, deren Grenzen undeutlich sind. Es geht an einigen Punkten in das
Bild kleiner Gefäßlakunen über, mit einem Rand aus Granularschatten und
großen Körnern.

Abb. 41. Fall 104 *(H. S.)*. Frontales Oligodendrogliom. Gruppe II.

Die normalen Gefäße sind mäßig verlagert. In der Tumorzone ist eine nußgroße Verkalkung vorhanden. Ein Zweig der Anterior (frontalis?) ist hypertrophisch und versorgt mittels zarter Verästelungen die Tumorzone.

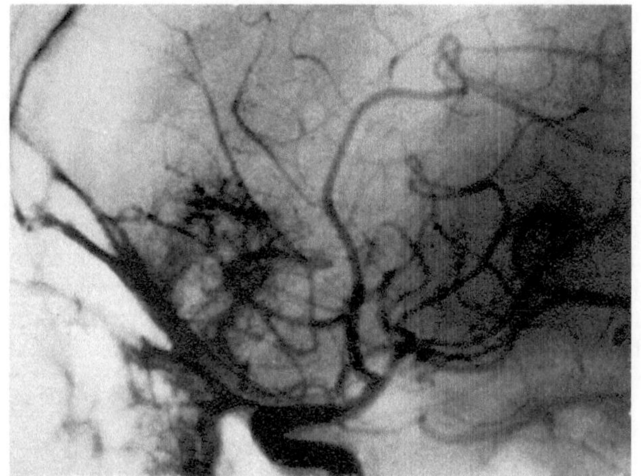

Abb. 40.

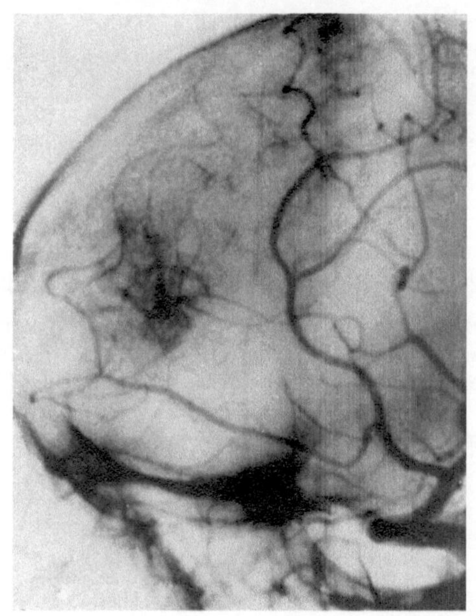

Abb. 41.

Abb. 42. Fall 108 *(W. W.)*. Fronto-temporales Oligodendrogliom. Gruppe II.

Stärkste Verlagerung der Eigengefäße. Die Tumorzone ist in zwei verschiedenen Territorien von zwei verschiedenen Bildern gedeckt: im Stirnterritorium herrscht ein aus kleinen Körnchen zusammengesetzter Schatten vor, inmitten dessen sich zwei oder drei große Gefäße finden; ihr Kaliber scheint regelmäßig, der Schatten ist aber sehr unregelmäßig. In der Schläfengegend ist indessen ein zartes Netz vorhanden, das sich aus Äderchen mit einigermaßen klaren Grenzen zusammensetzt. Die Maschen des Netzes sind recht weit. Zwei oder drei Äderchen von etwas größerem Kaliber durchschneiden dieses Netz.

Abb. 43. Fall 110 *(W. S.)*. Parietales Oligodendrogliom. Gruppe II.

Mäßige Verlagerung der normalen Gefäße. Tumorzone von zarten Gefäßen eingenommen, die in weiten Kurven nach allen Richtungen verlaufen, ohne den Eindruck von Anastomosierung zu erwecken. Es ist eine ganz klare arteriovenöse Fistel vorhanden; in deren Nachbarschaft haben die größeren Gefäße ein unregelmäßiges Aussehen.

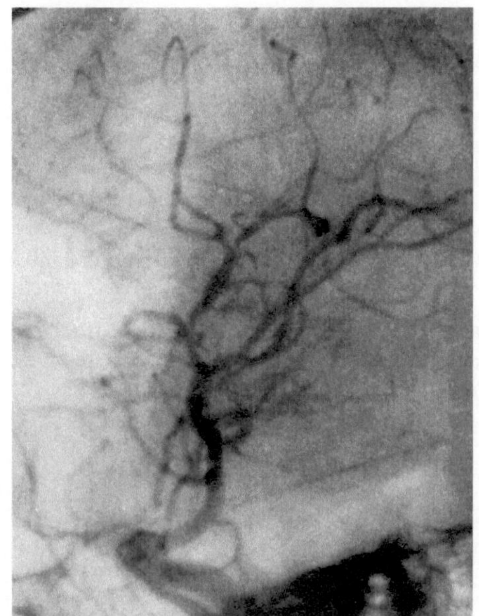

Abb. 42.

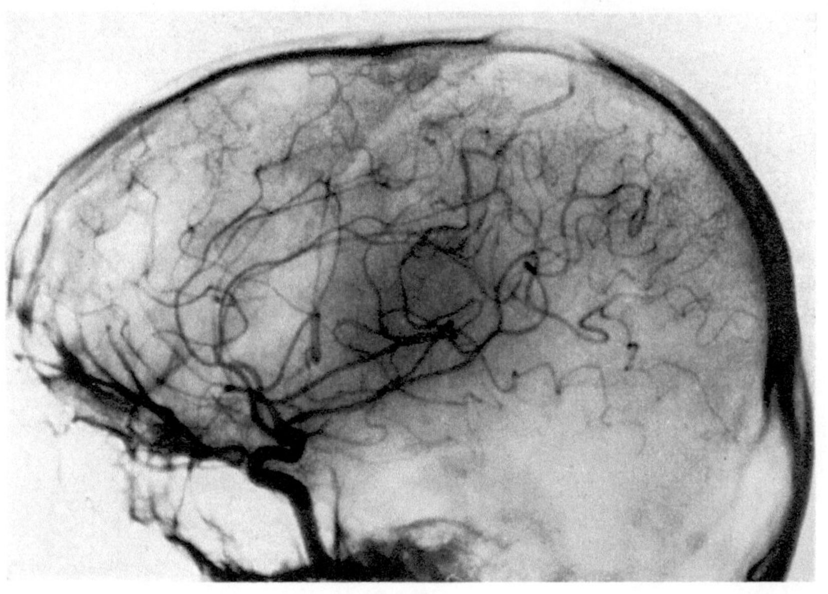

Abb. 43.

Abb. 44. Fall 126 *(I. B.).* Fronto-parietales Meningeom. Gruppe III.

Mäßige Verlagerung der Sylvischen Gruppe nach unten. Von der Pericallosa geht ein großer Zweig aus, der zum Tumor führt. In der Tumorzone sind einige andere Gefäße zu beobachten, von relativ großem Kaliber. Kein Gefäß in engster Umgebung des Tumors.

Abb. 45. Fall 128 *(B. S.).* Frontales Meningeom. Gruppe III.

Normalgefäße in stärkstem Maße verlagert. Pericallosa und Callosa-marginalis umgeben den Tumor von allen Seiten, außer von oben. Von diesen zwei großen Gefäßen gehen zartere aus, die sich auch noch an der Kapsel verteilen. Im Tumorinnern verlaufen zwei zartere Adern, die vollständige Bogen beschreiben und sich untereinander nicht zergliedern.

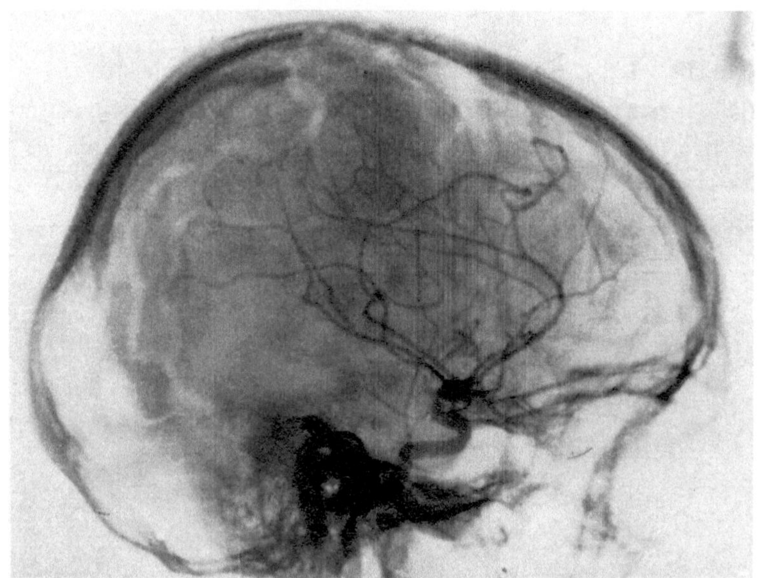

Abb. 44.

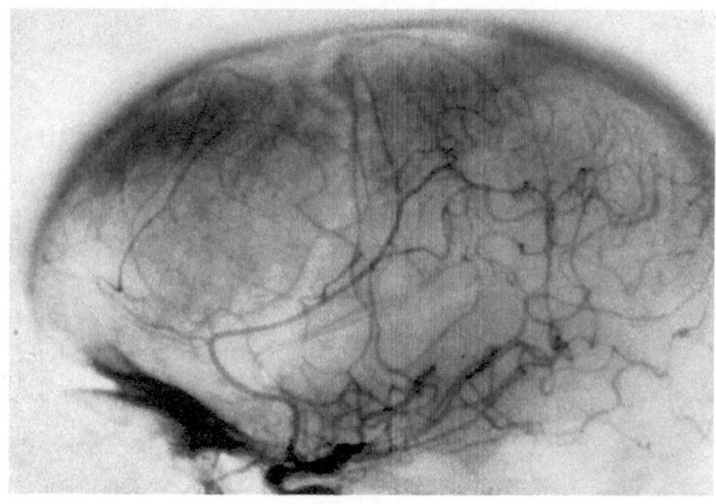

Abb. 45.

Abb. 46. Fall 132 *(E. J.)*. Olfactorius Meningeom. Gruppe III.

Normalgefäße in stärkstem Maße verlagert. Von der verlagerten Anterior gehen einige Gefäßchen aus und verlaufen unregelmäßig, in einigen Punkten netzartig anastomosiert. Ein größeres Gefäß (Vene) im Zentrum des Tumors.

Abb. 47. Fall 135 *(E. W.)*. Temporales Meningeom. Gruppe III.

Normalgefäße stark verlagert. Zarte, von der Media ausgehende Zweige laufen um den Tumor und in der Tumorzone.

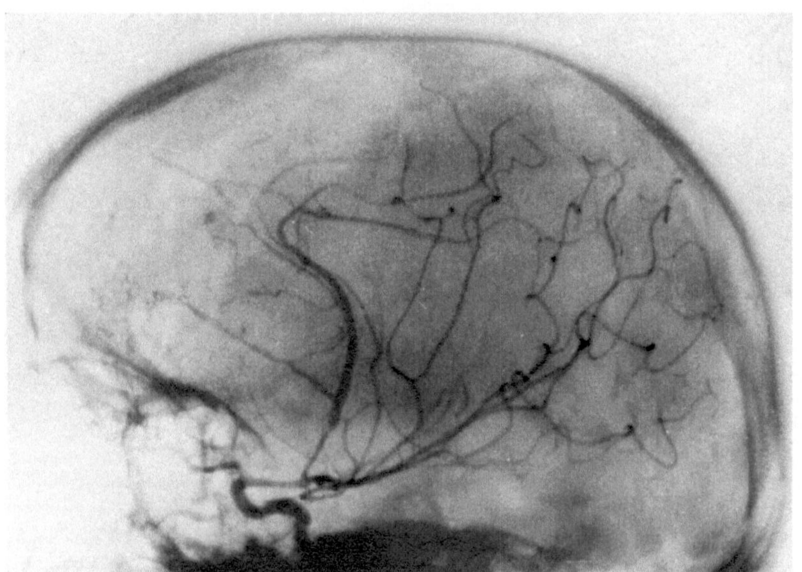

Abb. 46.

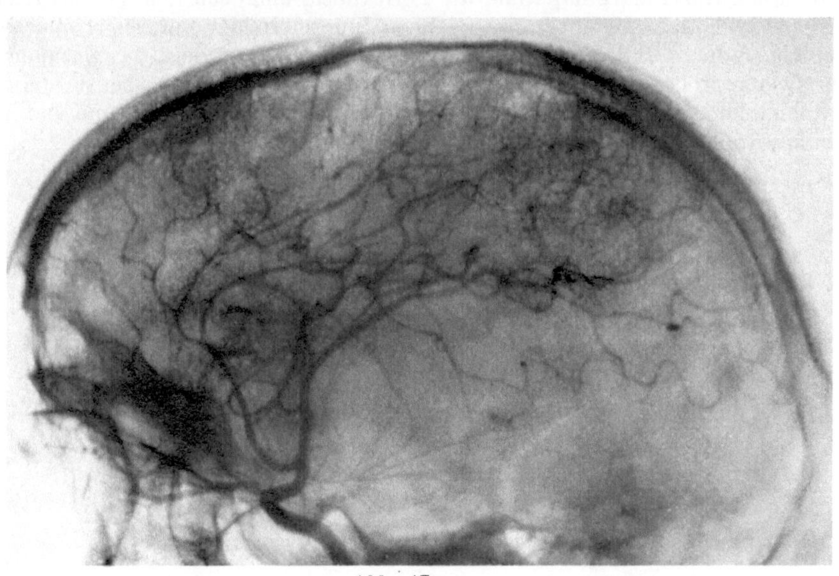

Abb. 47.

Abb. 48 und 49. Fall 140 *(E. K.)*. Parietales Meningeom. Gefäßdarstellung aus
der Art. Carotis interna und externa. Gruppe III.

Starke Verlagerung der normalen Gefäße. Ziemlich großkalibrige Gefäße,
darunter die Callosa-marginalis und die Pericallosa, umgeben den Tumor. Klein-
kalibrigere verlaufen bogenförmig in seinem Innern. In der unteren Tumorzone
scheint eine Vene gefüllt zu sein. Die Füllung der Externa zeigt das Zusammen-
fließen zweier großer Zweige in der Tumorregion und ihre Anastomosierung; in
dem Gebiet, das diese umgibt, ist das Kontrastmittel reichlicher und hat das
Bild eines Granularschattens.

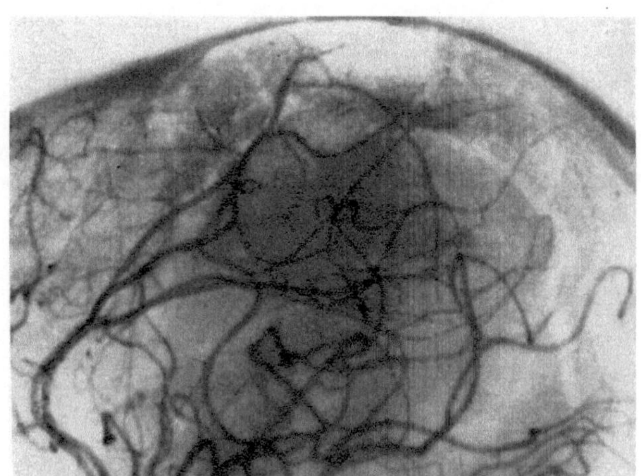

Abb. 48.

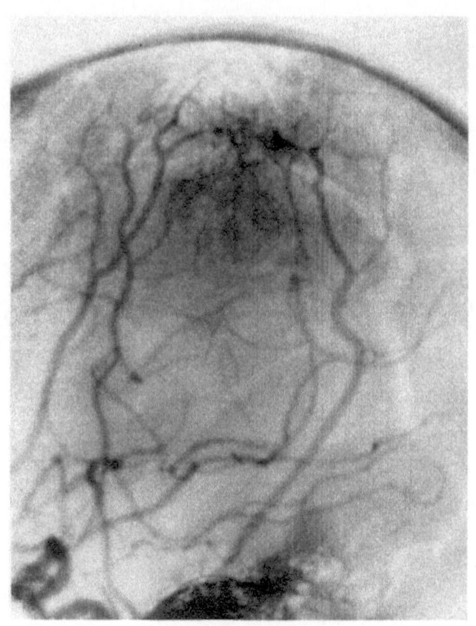

Abb. 49.

Abb. 50. Fall 144 *(E. P.)*. Parietales Meningeom. Gruppe III.

Normalgefäße in starkem Maße verlagert. Ein großes Gefäß an der Tumorbasis und einige zarte in der Tumorzone, die zwischen der Rolandica und den oben beschriebenen Gefäßen die Anastomosierung herstellen.

Abb. 51. Fall 150 *(A. B.)*. Tentorium Meningeom. Gruppe III.

Normalgefäße mäßig verlagert. In der Tumorzone verlaufen wellenförmig zahlreiche Gefäße von regelmäßigem Kaliber, Zweige der Posterior.

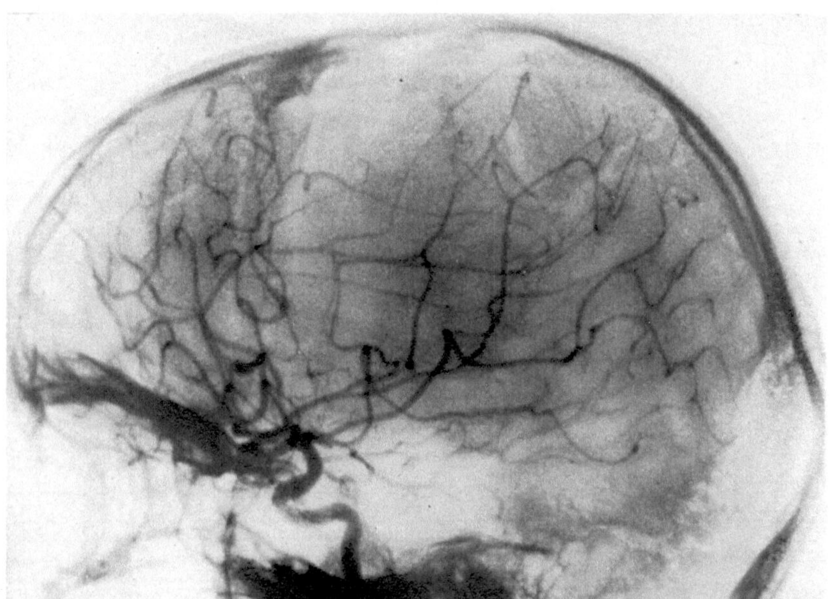

Abb. 50.

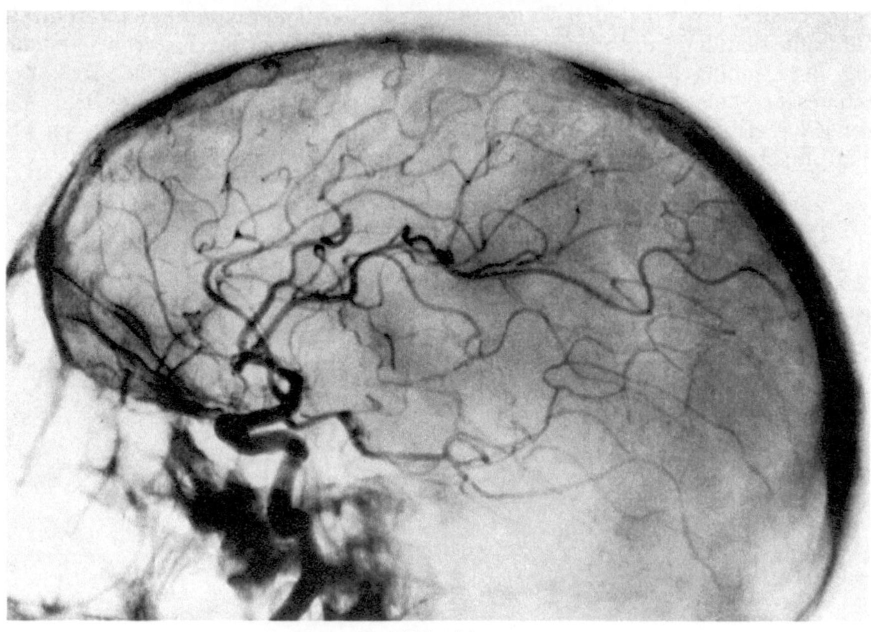

Abb. 51.

Abb. 52 und 53. Fall 152 *(M. F.)*. Frontales Meningeom, rechts. Gleichzeitige
Füllung der Äste in der Art. Carotis interna und externa. Gruppe IV.

Normalgefäße in stärkstem Maße verlagert. Ein Gefäß von 1 mm Durchmesser umgibt und umgrenzt den Tumor unten. In der Tumorzone ganz vereinzelte Gefäße mit ziemlich geradlinigem Verlauf. Die Injektion der Externa hat einen Zweig der Meningea media sichtbar gemacht, der eine Zone von zirka 1 cm Durchmesser speist, in dem das Kontrastmittel reichlicher vorhanden ist. Von dieser Zone strahlen zahlreiche feinkalibrige Äderchen aus; sie heben sich klar ab und anastomosieren untereinander in weiten Maschen.

9*

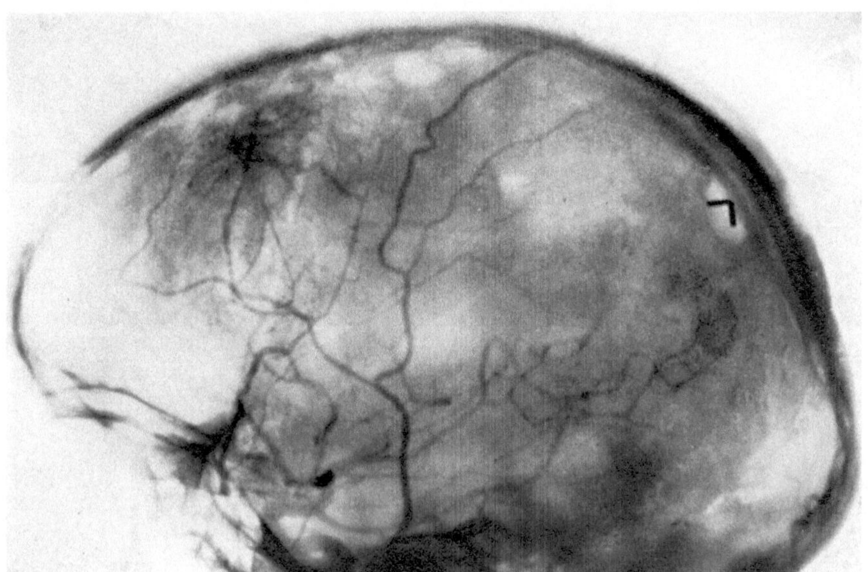

Abb. 52.

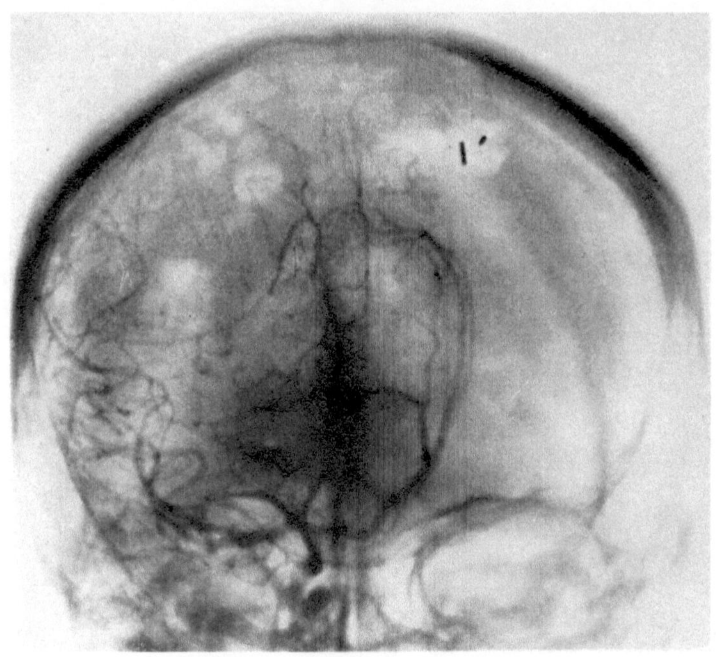

Abb. 53.

9*

Abb. 54. Fall 154 *(A. K.)*. Temporales Meningeom. Gruppe IV.

Normalgefäße in stärkstem Maße verlagert. Vereinzelte sehr zarte Gefäße verlaufen schlangenförmig in der oberen Tumorzone. In einigen Punkten zu Netzen anastomosiert. Glioblastomähnliches Aussehen.

Abb. 55. Fall 156 *(F. L.)*. Temporales Meningeom. Gruppe IV.

Normalgefäße stark verlagert. Größeres peripherisches Gefäß, das den Tumor fast gänzlich einschließt, und von dem einige zartere Äderchen ausgehen und in die Tumorzone führen.

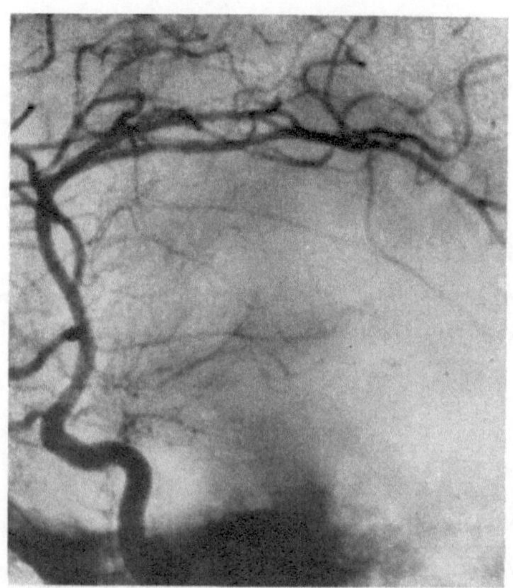

Abb. 54.

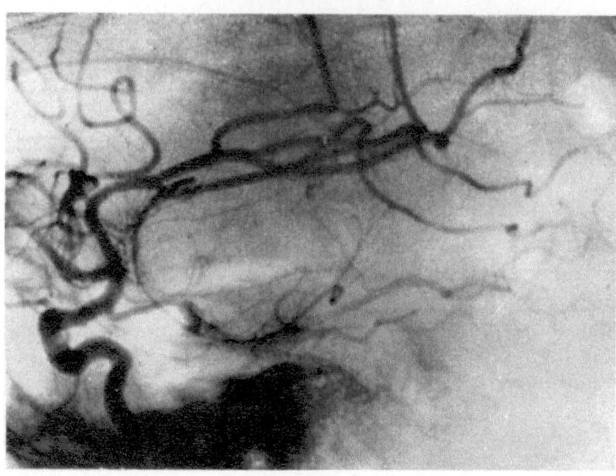

Abb. 55.

Abb. 56. Fall 157 *(R. S.)*. Keilbeinmeningeom. Gruppe IV.

Normalgefäße stark verlagert. Eine klar abgezeichnete Zone wird von einem sehr feinen Gefäßnetz mit unscharfen Rändern bedeckt. Gestreifte Schatten.

Abb. 57. Fall 159 *(H. S.)*. Parietales Meningeom. Gruppe IV.

Normalgefäße stark verlagert. Ein nach oben gerichtetes konkaves Gefäß begrenzt unten den Tumor. Von diesem gehen strahlenförmig sehr zarte Äderchen aus und verlaufen teils in Schlangenlinien, teils geradlinig. Diese letzteren sind in einem kleinmaschigen Netz anastomosiert. (A. P.)

Abb. 58. Fall 161 *(E. G.)*. Temporo-parietales Meningeom. Gruppe IV.

Eigengefäße stark verlagert. Die dem Tumor entsprechende Zone ist von großen, bogenförmig verlaufenden Gefäßen abgezeichnet; dies besonders in den Furchen des Schläfenlappens. Ferner sind zahlreiche Äderchen zu bemerken, die von diesen peripherischen Gefäßen ausgehen und ins Innere der Tumorzone führen. Sie verlaufen in Bogen, manchmal wellenförmig. Besonders im Parietalteil des Tumors scheinen sie gegen eine zentrale Zone zusammenzulaufen, in der das Kontrastmittel reichlicher vorhanden ist. Arterio-venöse Fisteln überall an der Peripherie.

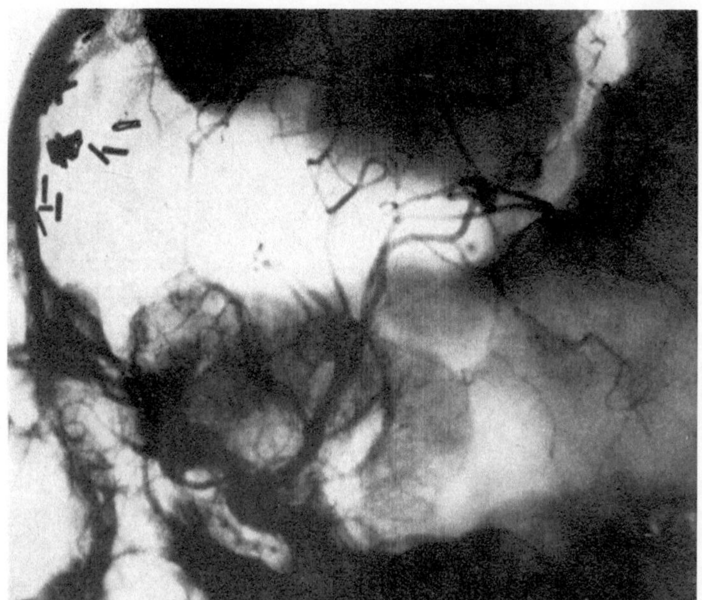

Abb. 56.

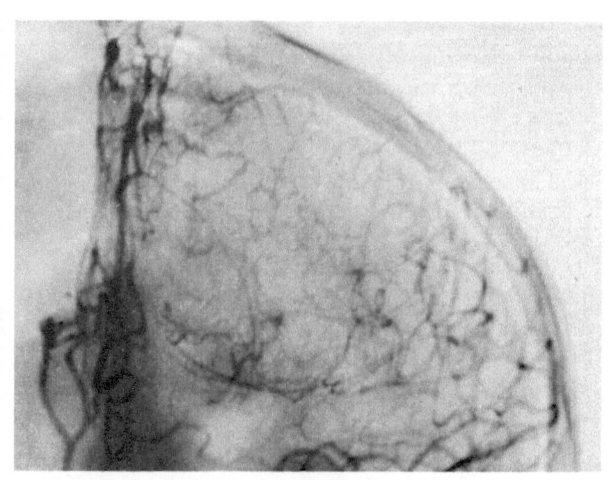

Abb. 57.

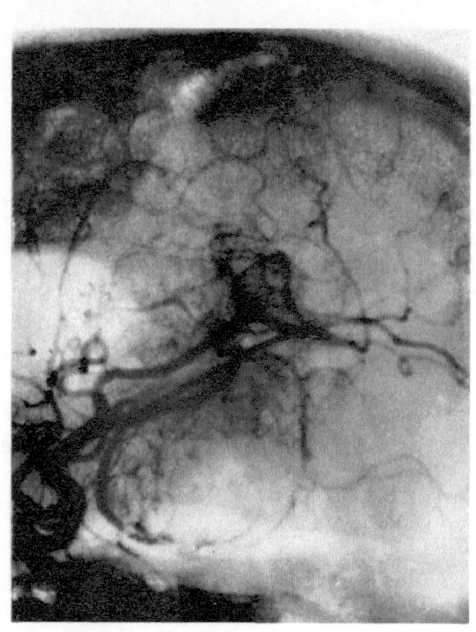

Abb. 58.

Abb. 59. Fall 162 *(H. O.)*. Temporales Meningeom. Gruppe IV.

Normalgefäße in stärkstem Maße verlagert. Die Tumorzone wird von einem
Netz zartester Gefäße mit unscharfen Rändern eingenommen; ein Schatten, ähnlich dem der Glioblastome, vorhanden; die für Meningeome charakteristischen
großen Gefäße fehlen, besonders an der Peripherie des Tumors, auch in A. P.-
Projektion.

Abb. 60. Fall 161 *(P. G.)*. Frontales Meningeom. Gruppe V.

Normalgefäße stark verlagert. In seitlicher Projektion ist eine Zone zu bemerken, in der das Kontrastmittel weniger reichlich und in Form kleiner Granularschatten vorhanden ist. Im Umkreis dieser zentralen Zone existiert eine Art
Saum, in dem das Kontrastmittel reichlicher als in der Dichte von 2 bis 3 mm
auftritt. Rückwärts sind die Schatten granulär; vorne, zur Seite und häufig
oberhalb dieses Saums verläuft ein großes Gefäß in Schlangenlinie. Besonders
rückwärts geht von diesem Saum ein Strahlenkranz ganz dichter, zartester, unscharfer Äderchen aus. Sie verlaufen in Schlangenlinien und lassen keine Ana-
stomosierungen sehen. In A. P.-Projektion ist das Bild gleichförmiger und besteht aus einem großen Granularschatten.

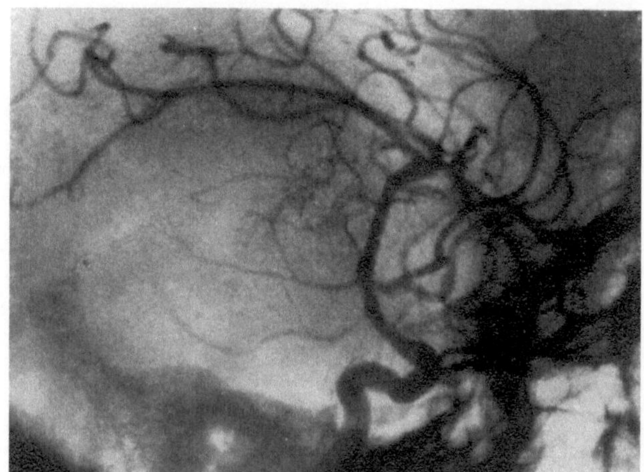

Abb. 59.

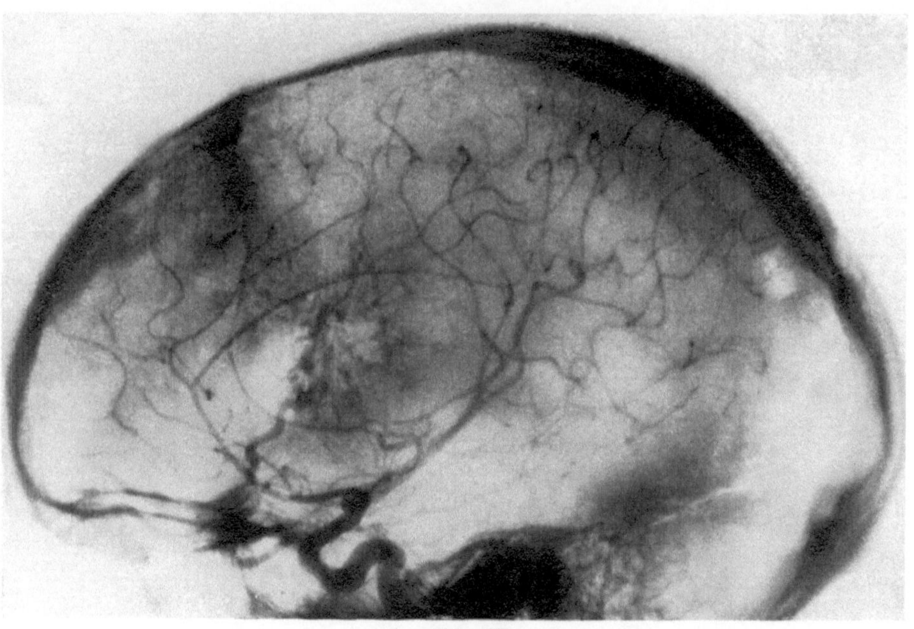

Abb. 60.

Abb. 61. Fall 165 *(K. M.)*. Temporo-parietales Meningeom. Gruppe V.
Siehe Beschreibung im Text (Seite 60).

Abb. 62. Fall 166 *(R. W.)*. Parietales Meningeom. Gruppe V.
Siehe Beschreibung im Text (Seite 62 und 63).

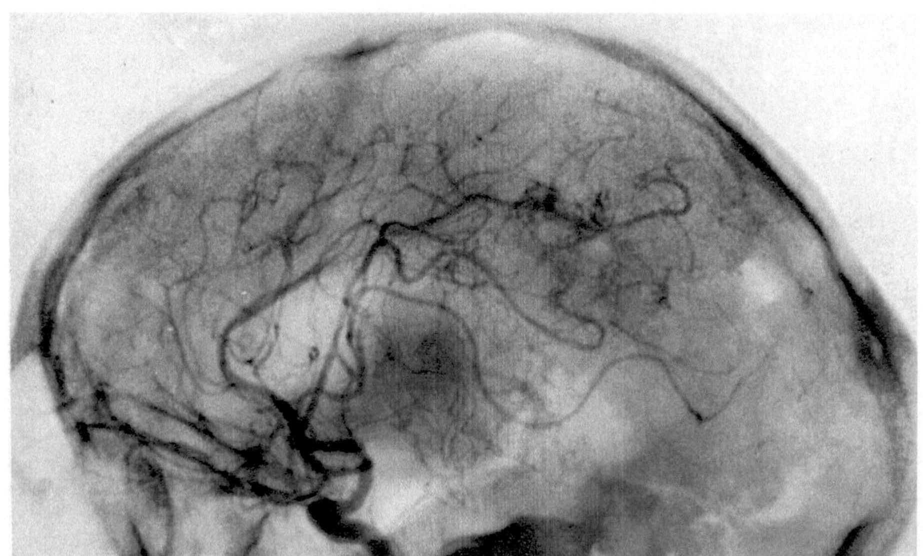

Abb. 61.

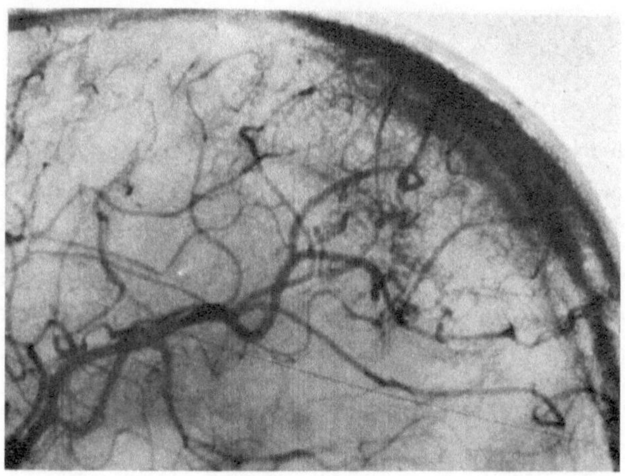

Abb. 62.

Abb. 63. Fall 169 *(R. B.)*. Frontales Astrocytom. Gruppe I.

Starke Verlagerung der normalen Gefäße. Vereinzelte Äderchen mit eher gezogenem Verlauf in der Tumorzone.

Abb. 64. Fall 197 *(A. S.)*. Parietales Astrocytom. Gruppe II.

Mäßige Verlagerung der normalen Gefäße. Der Tumor ist von ziemlich großkalibrigen Gefäßen begrenzt; andere, gleich große Gefäße befinden sich in der Tumorzone. In ihrem Verlauf beschreiben sie nach allen Richtungen weite Bogen. Außerdem ist ein Netz aus feineren, in manchem Punkt undeutlichen Gefäßen zu bemerken. In einigen Zonen ist das Gefäßkaliber unregelmäßig.

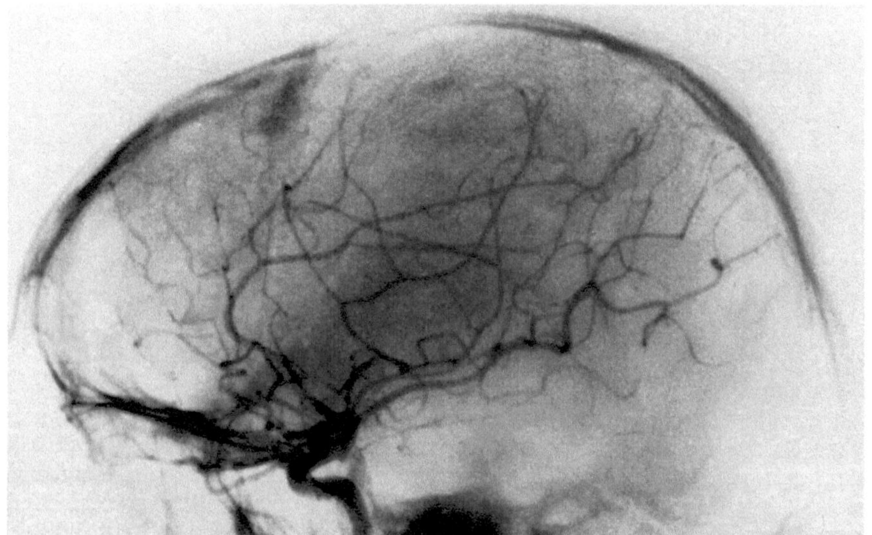

Abb. 63.

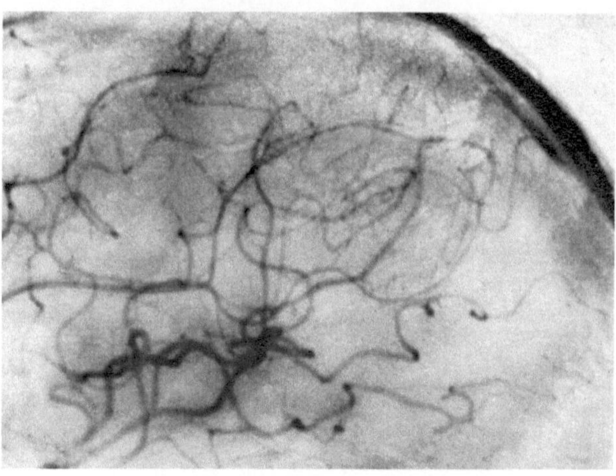

Abb. 64.

Abb. 65. Fall 198 *(G. M.).* Parietales Astrocytom. Gruppe II.

Starke Verlagerung der normalen Gefäße. Die Zone des Tumors ist von zahlreichen Gefäßen besetzt mit ziemlich großem Kaliber, welche wellenförmig verlaufen, mit unregelmäßigen Biegungen, in einigen Punkten deutlich zu Netzen anastomosiert. Der ganze Tumorbereich ist reich an diesen Gefäßen. Andere mit größerem Kaliber haben einen mehr geraden Verlauf. Die Hirngefäße sehen aus, als ob sie das Hirn an der Peripherie umgäben.

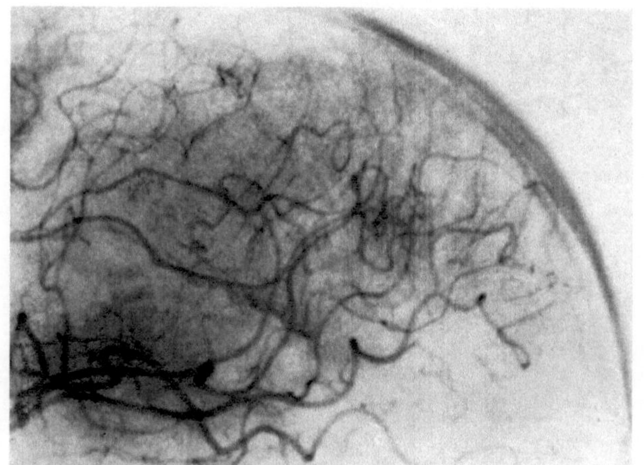

Abb. 65.

Abb. 66 (Seite 64). Angioma racemosum.

Abb. 67 (Seite 64). Arterio-venöses Aneurysma.

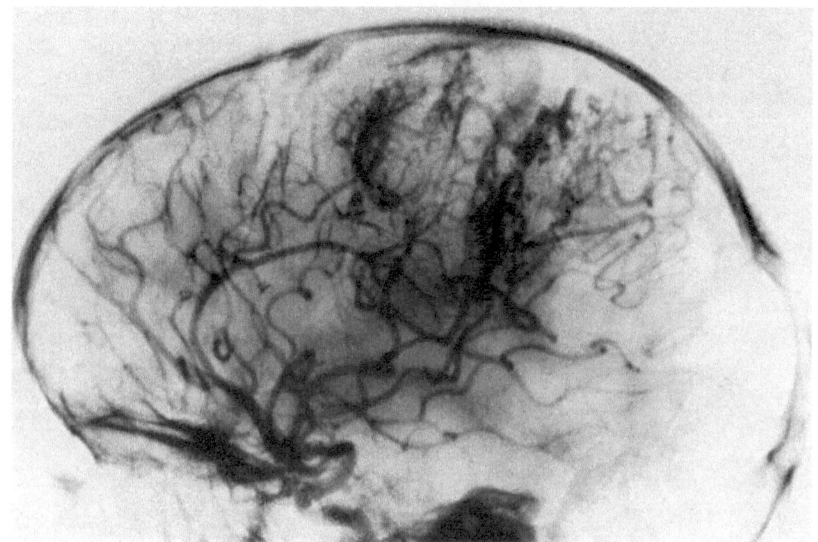

Abb. 66.

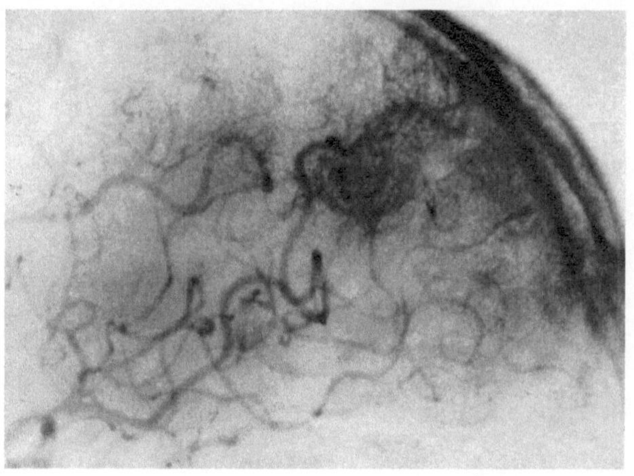

Abb. 67.